개정판

신경외과 중환자 관리

개정판
신경외과 중환자 관리

초　판 1쇄 발행 2002년 3월 30일
개정판 1쇄 발행 2012년 12월 30일
개정판 6쇄 발행 2021년 8월 5일

지은이 정천기 · 김용휘

펴낸곳 서울대학교출판문화원
주소 08826 서울 관악구 관악로 1
도서주문 02-889-4424, 02-880-7995
홈페이지 www.snupress.com
페이스북 @snupress1947
인스타그램 @snupress
이메일 snubook@snu.ac.kr
출판등록 제15-3호

ISBN 978-89-521-1339-9 93510

개정판

신경외과 중환자 관리

정천기 · 김용휘

서울대학교출판문화원

Intensive Care of Neurosurgical Patients

Chun Kee Chung·Yong Hwy Kim

Seoul National University Press

개정판 머리말

부족한 대로 필자가 초판을 낸 지 벌써 7년이 흘렀습니다. 그동안 신경외과 중환자 관리에서 많은 변화가 있었습니다. 또한 저도 전공의를 지도하면서 초판에서 다루지 않았던 면을 중요하게 느끼게 되었습니다. 개정판을 낼 필요는 점점 커지는데 저의 게으름으로 인해 그동안 개정판을 내지 못했습니다.

개정판을 내면서 몇 가지 정리를 하고 싶었습니다. 본 개정판을 통하여 독자들이 신경계 중환자에 대한 집중치료가 필요한 적응증을 이해하고 이에 대한 주요치료법을 설명할 수 있으면 합니다.

구체적으로는 다음과 같은 목표를 달성할 수 있으면 합니다.

1. 중환자실에서 치료해야 할 환자의 적응증을 나열할 수 있다.
2. 신경계 환자의 집중치료 중 가장 많은 사망원인을 기술할 수 있다.
3. 신경계 환자에서 흔한 악화의 원인을 기술할 수 있다.
4. 신경계 환자에서 감시해야 할 사항을 열거할 수 있다.
5. 뇌혈류의 유지를 위한 배경과 치료 원칙을 열거할 수 있다.
6. 뇌압의 유지를 위한 배경과 원칙을 열거할 수 있다.
7. 간질중첩증에 대한 치료 원칙을 열거할 수 있다.
8. 척수 손상 환자에 대한 급성 치료를 설명할 수 있다.
9. 신경계 환자에 대한 호흡관 기관내관(endotracheal tube)의 발관(extubation) 적응증을 열거할 수 있다.
10. 신경계 환자에서 비특이성 감염의 종류와 예방법을 기술할 수 있다.
11. 신경계 환자 수술 후 자주 발생하는 섬망(delirium)에 대하여 진단과 치료를 할 수 있다.

신경외과 중환자 관리는 앞으로 점점 중요하게 될 것입니다. 제가 직접 환자를 보면서 느꼈던 것을 정리하여 이론적으로 제시하기보다는 현장의 실질적인 문제들을 다루고 싶었습니다. 하지만 부족한 것이 많을 줄 압니다. 독자 여러분이 지적해 주시면 다음에 반영하도록 하겠습니다.

이 개정판을 내면서 도와주신 여러분께 감사드립니다. 같이 책을 만든 김용휘 교수, 호흡기 관련 장을 써주신 유철규 교수, 바쁜 일정 중에도 많은 도움을 준 김강민, 김정균, 김인경, 손세일, 안준형 선생, 또한 저를 도와주시고 중환자 관리에 대하여 많은 생각을 하는 기회를 준 서울대학교병원 신경외과 전공의 선생님들께 감사드립니다.

2012년 12월

서울대학교 의과대학 신경외과학교실

교수 정천기

신경외과 중환자 관리를 출간하며

신경외과 환자의 치료에서 중환자 관리는 따로 떼어 생각할 수 없는 필수적인 부분이나 지금까지도 소홀히 해왔던 점이 없지 않았다. 중환자실의 태부족, 장기환자의 만성 적체, 중환자 간호인력의 부족, 중환자실 처치의 저숫가 등 일일이 열거할 수 없도록 여건이 부족한 우리나라 현실에서 신경외과 환자를 치료해야 하는 신경외과 전문의 및 수련의의 육체적, 정신적 스트레스는 때로는 한계점을 넘고 있다.

이런 때 중환자 관리에 대하여 간결하게 요약해 놓은 책자를 만들게 되어 신경외과 전문의, 교육중인 신경외과 전공의들뿐만 아니라 인턴, 타과 수련의들에게도 큰 도움이 될 것을 의심치 않는다.

앞으로 체계적으로 그림과 실제 상황, 증례 등을 보완하여 보다 완전한 신경외과 중환자 관리 책으로 발전되기를 기대한다.

2001년 6월 5일

서울대학교 의과대학 신경외과학교실

교수 김현집

초판 머리말

신경외과 중환자에 대하여 치료하는 사람으로서 제가 과연 책을 낼 만큼 잘 알고 있느냐 하는 생각이 처음부터 지금까지 머리를 떠나고 있지 않습니다. 잘 아시다시피 중환자 관리라는 것은 생리학, 약리학에 바탕을 둔 중환자 관리 전문가가 필요한 곳입니다. 그러나 제가 실제로 환자를 보고, 같은 동료, 후배들과 환자 관리에 대하여 상의하여 본 경험에 비추어 볼 때, 현재 제가 알고 있는 지식이 매우 제한되어 있다는 것을 뼈저리게 느끼게 되었습니다. 또한 원칙이 무엇인지는 모르지만 최소한 알려져 있는 사실에 근거하여 현장에서 일하고 있다는 생각이 들지 않았습니다. 예를 들어 volume이 문제가 될 때 가장 중요한 근거중의 하나인 체중의 중요성에 대하여 알고는 있지만 실제로 판단을 할 때 과연 이용을 하고 있는가 하는 것입니다. 특히 후배들을 지도할 때 이러한 알려진 사실만이라도 정확하게 이용하는 습관을 들여야 하겠다고 생각하게 되었습니다. 잘 아시다시피 현재의 의학 분야는 evidence-based medicine으로 변화하고 있습니다. 증거가 없다면 원칙이 그럴 듯해도 확인이 필요하다고 생각합니다.

우선 알려진 사실들에 대하여 정리하는 의미에서 부족하지만 책을 냅니다. 많은 부분에서 결점이 발견되리라 믿어 의심하지 않습니다. 책을 읽어 주신 분들께 부족한 점들에 대한 지도를 감히 부탁드리는 것으로 머리말을 대신합니다.

2001년 7월 19일

서울대학교 의과대학 신경외과학교실
서울대학교병원 신경외과
부교수 정천기

차례

06 뇌압(ICP) 관리

07 뇌혈류(CBF) 관리

08 간질성 발작 관리

09 섬망(Delirium)

10 각론

11 신경외과에서 흔히 사용하는 약물

표 차례

그림 차례

01

신경외과 중환자의 관찰사항

1. 전자의무기록에서의 중환자실 기록부(sheet, 그림 1 참고)

(1) 중환자실 기록부 부호

1) 혈압계 측정에 의한 수축기 혈압(SBP, systolic blood pressure)은 검은색의 ∨로 표시된다.
2) 혈압계 측정에 의한 이완기 혈압(DBP, diastolic blood pressure)은 검은색의 ∧로 표시된다.
3) 동맥내관 측정에 의한 수축기 혈압(A-line SBP)은 초록색의 ∧로 표시된다.
4) 동맥내관 측정에 의한 이완기 혈압(A-line DBP)은 초록색의 ∨로 표시된다.
5) 평균 혈압(mean BP)은 오렌지색 선(line)과 동그라미로 표시된다. 최근에는 회색 선과 동그라미로 표시되기도 한다.
6) 동맥내관 측정에 의한 중간 혈압은 연한 오렌지색의 선과 동그라미로 표시된다. 최근에는 초록색 선과 동그라미로 표시되기도 한다.
7) 심박동수(HR, heart rate)는 빨간색 선과 동그라미로 표시된다.
8) 체온(BT, body temperature)은 파란색 선과 삼각형으로 표시된다.
9) 맥박수(PR, pulse rate)는 심박동수를 직접 촉진하여 재었을 때 입력하면 기록되는 것으로 중환자실에서는 심박동수가 모니터와 연동되어 기록되기 때문에 맥박수는 따로 측정하지 않는다.

(2) 일반적으로 모든 차트에서 표시되는 내용

1) 메모(memo): 오른쪽 가운데의 메모 버튼을 클릭하여 표시 여부를 조정할 수 있다. 중요한 투여약물의 변화, 수혈, 주요한 신경학적 상태의 변화, 의사의 구두지시 및 전화지시 등이 기록된다. 환자의 상태 변화를 파악하는 데에 중요한 부분을 차지한다.

2) 심전도(EKG): 심박동수의 변화, ST depression 등의 변화가 기록된다.

3) 산소포화도(SpO_2)

4) 체위: 환자의 체위는 거동이 불가능한(bed – ridden status) 환자의 경우 2시간마다 변경해 주도록 되어 있으며 이러한 변경내용이 기록된다.

5) 두위 거상(head elevation): 뇌압조절이 필요한 환자는 두위를 30° 가량 거상한다. 뇌혈관 조영술 시행 직후 절대적 안정이 필요한 환자나 경접형동 접근 수술 후 뇌척수액 유출 우려가 있는 환자 등의 경우는 두위를 편평위(flat position)로 취한다.

6) 식이: 의식이 저하되어 폐 흡인(pulmonary aspiration) 가능성이 있는 경우, 코위영양관(nasogastric tube)을 통해 식이를 진행할 수도 있다. 폐 흡인의 위험이 감소되면 비디오 투시 검사(video fluoroscopy study)로 연하 검사 시행 후 다시 경구 식이(oral feeding)를 시작할 수 있다. 수술 예정 환자의 경우 금식이 필요하다. 응급 수술의 경우 이를 무시하고 시행할 수 있다. 기관 삽관(intubation)을 해도 폐 흡인이 가능하기 때문에 가능하면 금식을 하는 것이 좋다.

(3) 의식 신경계 차트의 경우 표시되는 사항

1) 동공 크기(pupil size), 왼쪽/오른쪽(L/R)

2) 의식 수준, GCS(glasgow coma scale)

3) 근력 등급

4) 위의 세 가지 사항은 신경학적 상태 평가에서 가장 주요하게 관찰해야 할 점들로, 중환자실에서는 간호사가 1시간 정도의 간격으로 측정하여 기록한다.

5) 뇌압(ICP, intra cranial pressure)

6) 뇌관류압(cerebral perfusion pressure, CPP): 뇌압을 20mmHg 이하, 뇌관류압을 70mmHg 이상 유시하는 것이 뇌혈류(cerebral blood flow, CBF) 유지에 중요하다.

7) 환기 양식(ventilator mode)

(4) 혈역학 차트(Hemodynamic chart)에서 특이적인 사항

1) 동맥내관 측정에 의한 수축기/이완기 혈압이 자세히 표시된다. 심박동수, 중심 정맥압 등이 표시된다.
2) 그 밖에 투입/배출량(input/output, I/O) 차트, 누적 조회 차트, 모든 항목 차트 등이 있으며, I/O 차트에서는 환자의 I/O 변화를 측정하여 체중과 I/O를 조절하는 데에 유용하고, 상처 배액(hemovac), 뇌척수액 배액(extraventricular drainage, EVD) 등의 배액양도 알 수 있다. 누적 조회 차트에서는 체중의 변화와 그 밖의 여러 가지 사항들의 변화 추이를 알 수 있다. 모든 항목 차트의 경우, 기록되는 모든 혈역학 항목의 정보가 도표로 표시되지 않고 테이블에서 수치로 표시된다.

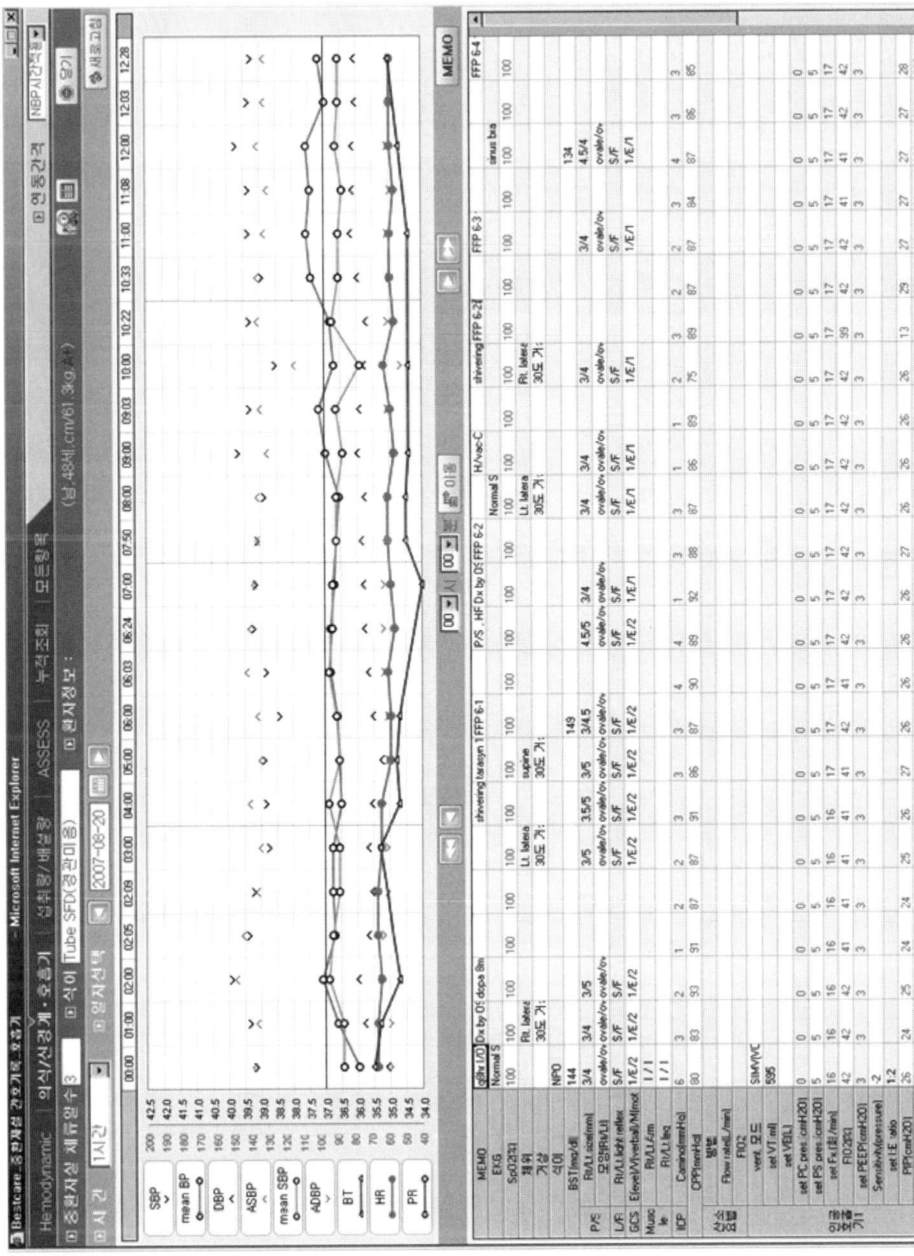

그림 1 외과계 중환자실의 기록부 예

본 자료는 ㅅ울대학교병원(의료정보센터)의 공식허가를 받은 문서임.(문서번호: 의정900-00006)

02

의식장애 환자의 신경학적 검사

1. 활력징후확인

(1) **고열**: 전신성 열병, 세균성 또는 바이러스성 뇌막염 또는 뇌염

(2) **저온**: 알코올 중독(alcohol intoxication), barbiturate 중독, 말초 순환 장애

(3) **저호흡**: morphine 또는 barbiturate 중독, 갑상선 기능 부전 등

(4) **과호흡**: 폐렴, 당뇨산증 또는 요독산증 또는 중추신경성 과호흡

(5) **고혈압**: 뇌출혈 등의 뇌졸중, 고혈압성뇌증

(6) **저혈압**: 당뇨성 혼수, 여러 가지 약물 중독, 내출혈, 패혈증, Addison's disease, 심근경색, 박리성 동맥류

(7) **빈맥**: 혈량저하증(hypovolemia), 심장 질환

(8) **피부색의 변화**

1) 청색증: 산소결핍

2) 진홍색 피부변화: 일산화탄소 중독

3) 다발성 타박상: 내출혈, 알코올 중독, 뇌좌상

4) 반점성 구진성 발진: 포도상 구균성 뇌막염, 포도상 구균성 심내막염, 장티푸스

(9) **호기 냄새**: 술냄새, 요독증의 수뇨 냄새(uriniferous odor), 간성 혼수의 곰팡이 냄새, 당뇨성 혼수의 과일 냄새

2. 동공(Pupil)

(1) 과거력상 안과 수술 여부를 꼭 확인해야 한다.

(2) **양쪽 동공의 대칭성(equality)**: 정상적인 비대칭성(physiologic inequality)은 1mm 이하이므로 환자상태를 보며 판단한다.

(3) **동공 빛 반사(light reflex)**: 뇌신경(cranial nerve, CN) 2번 및 3번과 관련되어 있고, 직접 및 간접 동공 빛 반사(direct and indirect light

reflex) 둘 다 검사해야 한다.

(4) **조절 및 눈모음에 대한 반응(reaction to accommodation and convergence)**: 동공 크기가 작아져야 하고, 의식장애 환자에서는 검사가 불가능하다.

3. 뇌간 반사(Brain stem reflex)

(1) 대광반사(Light reflex)

CN II → Optic chiasm → Optic tract → Lateral geniculate body (thalamus) → Pretectal nucleus(superior colliculus – midbrain) → Pretecto–oculomotor tract → Edinger – Westphal nucleus → Red nucleus → CN Ⅲ(parasympathetic fiber) → Ciliary ganglion → Sphincter of pupil

1) 탈뇌(brain herniation)가 진행하여 뇌간 혈류 부족이 오면 교감신경 긴장도(sympathetic tone)가 감소하여 동공은 4 – 5mm 크기로 중간 위치(mid position)에서 반응이 없는(fixed pupil) 소견을 보인다.
2) 부위별 특징적 증상
   ① Tegmental lesion: mid position, unreactive
   ② Hemorrhage into or around 3rd ventricle: small reactive
   ③ Pontine lesion: pin point, unreactive
3) 동공 모양에 따른 병변의 위치 감별
   ① Small reactive pupil: diencephalic
   ② Dilated unreactive pupil: midbrain
   ③ Pin – point pupil: pontine tegmentum
   ④ Wide dilated pupil: pontine

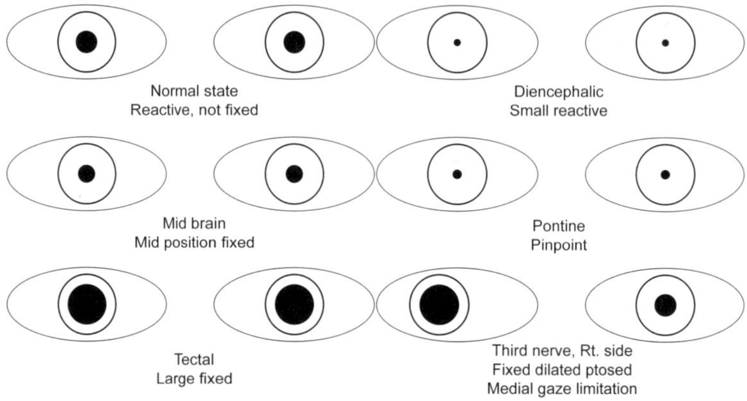

그림 2 병변 위치에 따른 동공 변화(pupillary changes)

(2) 각막 반사(Corneal reflex)

1) CN Ⅴ 손상의 가장 민감한 지표

2) 뇌교 병변: CN Ⅴ1 → 뇌교 → CN Ⅶ

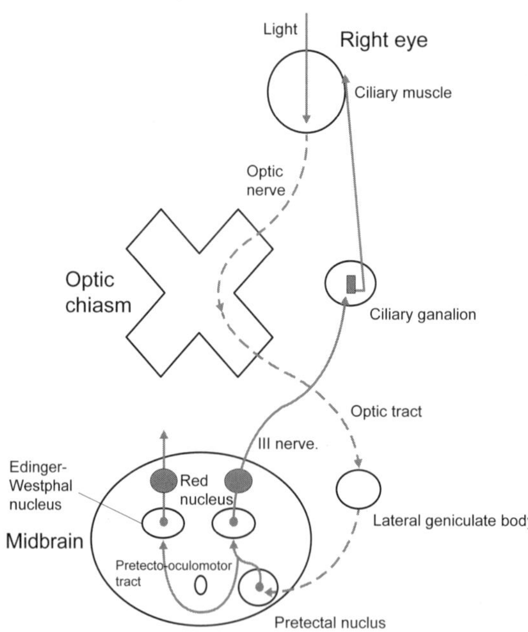

그림 3 대망반사 경로(pupillary light pathway)

(3) 인형눈 반사(Doll's eye reflex, oculocephalic reflex)

1) 중뇌(midbrain) 및 뇌교(pons)의 기능: CN Ⅷ → 내측종속(medial longitudinal fasciculus, MLF) → CN Ⅲ, Ⅳ, Ⅵ
2) CN Ⅲ과 CN Ⅵ의 prepontine gaze centers의 보존 및 이들과 내측종속과의 상호작용

(4) 온도 안진 검사(Caloric test, Oculovestibular reflex)

1) CN Ⅷ → MLF → CN Ⅲ, Ⅳ, Ⅵ
2) 고막 파열 여부 및 귀지에 의하여 외이도의 막힘이 있는지 확인한다.
3) 머리는 30도 올린 상태로 시삭한다.
4) 60 - 100mL의 냉수로 귓속에 빠르게 넣어 측정하며, 안구운동 반응은 최소 1분 이상 기다린다. 반대쪽 시행 시 5분 정도 지난 후 시행한다.
5) 뇌간이 온전한 사람은 냉각수를 넣은 귀측 방향으로 tonic conjugate eye deviation이 일어난다. 아무런 반응이 없으면 뇌사상태이다.
6) 무반응: 대칭적, 약물(예: 근이완제, barbiturate), 대사성 원인, 뇌사상태, 천막하부 병변을 의심할 수 있다.
7) 비대칭: 천막하부 병변, CN Ⅲ 마비
8) Tonic deviation 없는 안진(nystagmus)시 심인성 혼수(psychogenic coma)를 의심해 볼 수 있다.

(5) 구역 반사(Gag reflex)

- 연수 기능: CN Ⅸ → 연수 → CN Ⅹ

(6) 섬모체 척수 반사(Ciliospinal reflex)

경부의 피부를 꼬집어 교감신경계의 이상유무를 검사하는 것으로 동공이 산대되면 목에서 중뇌까지의 교감신경계가 정상인 것을 의미한다.

(7) 호흡

1) 뇌교 연수 호흡 중추의 기능을 반영한다.
2) 호흡 양상(Respiration pattern)
   ① 과호흡 후의 무호흡(post-hyperventilation apnea): 양측 대뇌반구 병변
   ② 체인-스토크스 호흡(Cheyne-Stokes respiration): 양측 대뇌 심부(deep bilateral cerebral) 또는 간뇌(diencephalic) 병변. 경천막

그림 4 체인-스토크스 호흡(Cheyne-Stokes respiration): 양측 대뇌 심부 또는 간뇌 병변

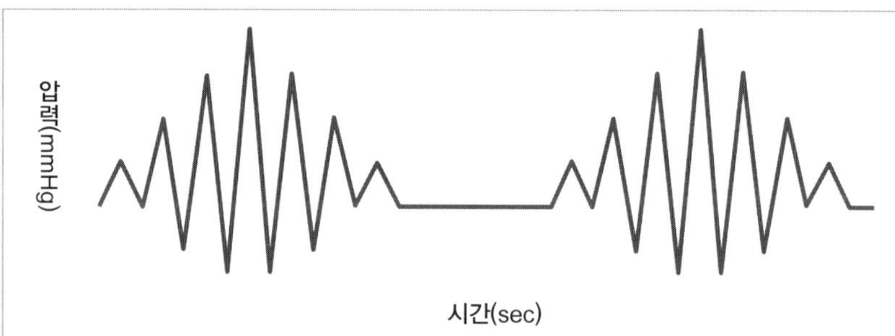

그림 5 군집성 호흡(cluster respiration): 연수 상부 또는 뇌교 하부 병변

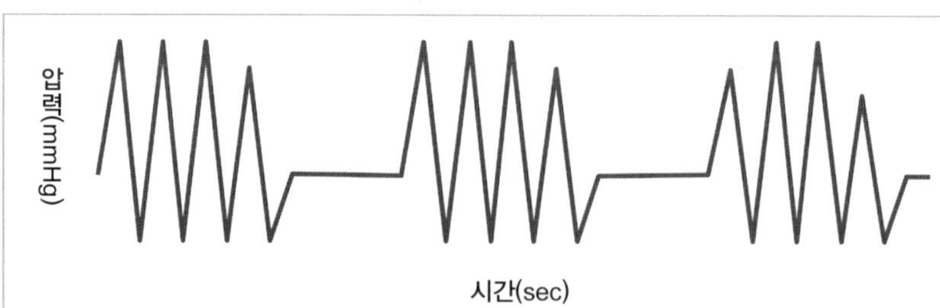

그림 6 지속성 흡식 호흡(apneustic respiration): 뇌교 병변

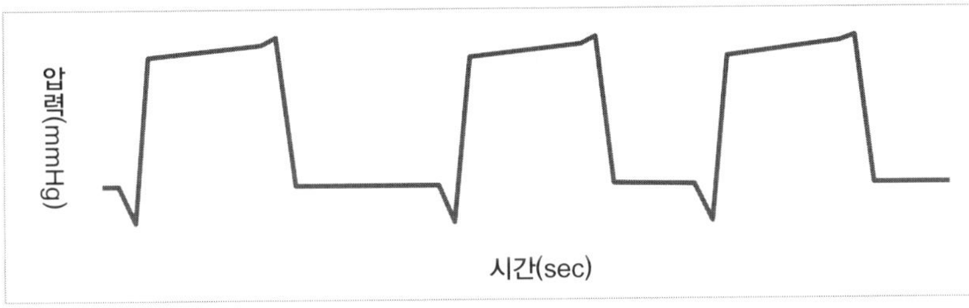

그림 7 실조성 호흡(ataic respiration): 연수 병변

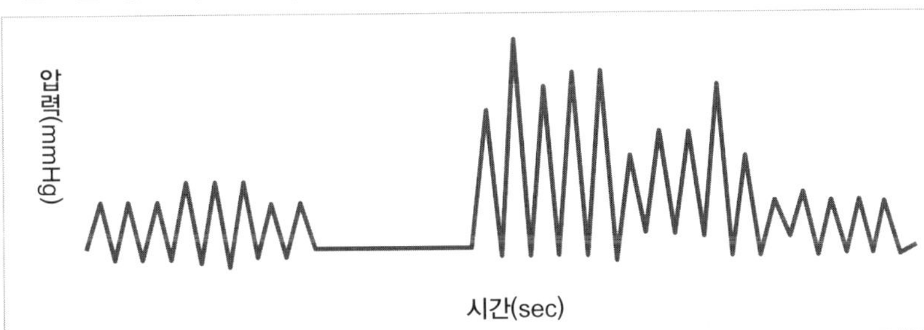

탈뇌(transtentorial herniation) 시 보인다. 호흡중추가 $PaCO_2$에 예민하게 반응하고 이에 대한 대뇌피질의 조절기능이 상실된 상태다.

③ 중추 신경인성 과호흡(central neurogenic hyperventilation): 병변이 중뇌-뇌교 상부에 위치하는 경우 주로 나타난다. 이것은 하부 뇌간의 호흡조절 기능의 해제(release) 현상으로 $PaCO_2$나 pH에 관계 없이 지속된다.

4. 글래스고 혼수 척도(Glasgow coma scale, GCS)

Eye opening, verbal response, motor response에 가장 좋은 점수를 주며, 그 예는 E4V5M6이다. 4세 이상 소아 및 성인에서 사용하는 GCS와 4세 이하 소아에서 사용하는 GCS가 있다.

표 1 Glasgow coma scale(4세 이상)

Eye Open	Spontaneously(eyes open, does not imply awareness)	4
	To Speech(any speech, not necessarily a command)	3
	To pain(should not use supraorbital pressure for pain stimulus)	2
	Never	1
Verbal response	Oriented(to time, person, place)	5
	Confused speech(disoriented)	4
	Inappropriate(swearing, yelling)	3
	Incomprehensible sounds(moaning, groaning)	2
	None	1
Motor response	Obeys commends	6
	Localize pain(deliberate or purposeful movement)	5
	Withdrawal(moves away from stimulus)	4
	Abnormal flexion(decortications)	3
	Extension(decerebration)	2
	None(flaccidity)	1

표 2 Glasgow coma scale(4세 이하)

Eye Open	Spontaneously(eyes open, does not imply awareness)	4
	To Speech(any speech, not necessarily a command)	3
	To pain(should not use supraorbital pressure for pain stimulus)	2
	Never	1
Verbal response	Smiles, Oriented to sound, follows objects, interacts	5
	Consolable crying, inappropriate interaction	4
	Inconsistently consolable crying, moaning interaction	3
	Inconsolable crying, restless interaction	2
	None	1
Motor response	Obeys commends	6
	Localizes pain(deliberate or purposeful movement)	5
	Withdrawal to pain(moves away from stimulus)	4
	Abnormal flexion(decortications)	3
	Extension(decerebration)	2
	None(flaccidity)	1

03

의식장애 환자의 전신관리

1. 열(Fever)

1) 열의 원인에 대한 분석을 먼저 한 후에 필요하면 배양검사(culture study)를 해서 감염(infection) 여부를 확인하도록 한다. 배양검사 후에 항생제를 사용한다.
2) 치료: 수액치료(hydration), 냉각(cooling), 해열제(antipyretics)
3) 주의점: 약열(drug fever)도 간과하지 않는다. 뇌압이 높은 상태일 경우 열을 적극적으로 조절한다.

2. 혈압 조절(BP control)

이상적인 혈압조절은 어떤 질병의 환자냐에 따라서, 환자의 평소의 혈압이 어느 정도였는지, 그리고 수술 중 과정이 어떠하였는지 등에 따라서 달라져야 한다. 이상적인 혈압조절범위(optimal BP range)가 정해졌으면 혈압 강하제와 혈압 상승제를 이용한다. 혈압저하가 관찰될 경우 저혈량성, 패혈성, 심장성, 신경인성 쇼크인지 감별진단을 하는 것이 필요하다.[2]

(1) 항고혈압제(Antihypertensive agent)

1) 라베타롤(Labetalol): 원하는 혈압에 도달할 때까지 매 10분마다 2분씩 정주한다(intravenous, IV). 증량(dose sequence)은 10mg → 20mg → 40mg → 80mg 순으로 사용한다.
2) 니카디핀(Nicardipine): 5mg/hr 정주로 시작해서 점차 5 - 15분 간격으로 2.5mg/hr씩 증량한다. 최대는 15mg/hr까지 사용이 가능하다.

(2) 승압제(Inotropic agent)

1) 도파민(Dopamine): primarily vasoconstrictor(β_1) 2 – 2.5ug/kg/min and titrate
2) 도부타민(Dobutamine): vasodilator by β_1(primary) and by increased cardiac output from (+) inotropy (β_2), usual range 2.5 – 10ug/kg/min
3) 레보페드(Levophed): direct β stimulation(positive inotropic and chronotropic), start 8 – 12ug/min, maintenance 2 – 4ug/min

3. 기관내관(Endotracheal tube)

진정제와 근이완제(sedative and muscle relaxant)를 투약한 후에 기관 삽관하는 경우가 보통이다. 환자의 생체 징후를 항상 잘 확인하면서 주의 깊게 삽관하도록 하고, 만약 실패하는 경우 다른 술자와 교대하여 치명적인 실수가 없도록 각별히 유의한다. 인공호흡기(ventilator)와 연결되어 기관 내로 제대로 삽관되었는지 확인한다.

4. 기관절개술(Tracheostomy)

대개 2주 이상 기관 삽관이 지속되는 경우에는 장기간의 폐 관리(lung carc) 및 성대 보호를 위해 기관절개술을 시행한다. 기관절개술은 시행 전후로 흉부 방사선 사진을 시행하여 확인한다. 진정제와 근이완제로 마취한 후에 인공호흡기(ventilator)를 연결한 후에 시행한다. 수술 중에는 성중앙을 따라서 접근하는 것에 주의한다.

5. 동맥내관(Intra–arterial line)

실시간으로 혈압감시가 필요한 경우에는 동맥내관감시(A–line monitoring)를 하도록 한다. 특히 수술직후 중환자실에서는 동맥내관감시를 하는 것이 유용하다. 뇌혈관 관련 환자들에서는 각별히 혈압조절에 유의해야 하므로 동맥내관감시가 유용하다. 최근에는 동맥내관감시와 뇌압감시(ICP monitoring)가 동시에 측정되어 자동으로 뇌관류압감시가 되는 기계로 환자의 감시가 좀더 간편해졌다. 동맥내관은 2일에 한 번씩은 교환하고 무균적 처치(aseptic dressing)를 한다.

6. 레빈관(Levin tube)

신경외과 환자들 중에는 흡인 경향(aspiration tendency)이 있는 경우가 자주 발생한다. 이런 경우에는 레빈관을 넣어 경관 영양을 하도록 한다. 삽입 후에는 흉부 방사선 사진을 확인하여 삽입 위치가 적절한지 확인한다. 최근에는 경관 영양 식이에도 여러 식이가 가능하므로 환자의 상태에 맞게 식이를 조절하도록 한다.

7. 배뇨관(Foley catheter)

신경외과 중환자실에서는 흔히 배뇨관을 사용한다. 장기간 중환자실에서 재원하는 경우에는 감염원이 되는 경우가 발생한다. 장기간 관 삽입이 되어 있는 환자들, 면역 저하 환자들에서는 주기적인 소변 검사를 시행하여 요로감염에 대비해야 한다. 장기간 배뇨관을 사용할 경우에는 정기적으로 배뇨관 교환을 하도록 한다. 만약 의식이 명료한 환자라면 가급적이면 배뇨관을 짧은 기간 동안만 사용하도록 노력해야 한다.

8. 상처 드레싱(Wound dressing)

상처 드레싱은 환자의 창상 상태를 확인하는 목적도 크므로 수술 후 중환자실에서는 반드시 매일 확인하도록 한다. 창상 상태를 확인하면서 상처 변연부(margin) 상태, 상처 벌어짐(dehiscence) 여부를 살핀다. 재상피화(reepithelization)가 48시간 걸리므로 상처 드레싱은 수술 후 2일째 처음으로 한다. 단, 상처 삼출(wound oozing) 시에는 소독을 하도록 한다.

9. 항생제(Antibiotics)

수술 전날 수술 시에 사용할 예방적 항생제를 이용하여 피부 알러시 검사(skin allergy test)를 먼저 시행한다. 대개는 1세대 cephalosporin 1g을 하루 3번 사용한다. 특별한 반응이 없는 것을 확인한 후에 수술 당일 수술 직전 정주한다. 예방적 항생제는 대개 수술 후 1일째까지 사용한다. 다만, 그 외의 뇌수막염을 비롯한 감염상태에서는 배양 검사를 선행한 후에 3세대 항생제, 그람 음성 균에 효과가 있는 항생제, vancomycin을 포함한 상위그룹의 항생제를 사용하도록 한다. 이런 경우에는 감염내과와 상의하면서 항생제를 조절하고 연속된 배양검사로 항생제에 대한 반응을 평가하면서 약물을 조절하도록 한다.

10. 뇌척수액 비루(CSF rhinorrhea)

비강내 접근(endonasal approach) 수술 후에 뇌척수액 비루(CSF rhinorrhea)가 의심되는 경우에는 표본을 재취해서 포도당(glucose) 양을 측정하는 것도 좋지만, 최근에는 내시경을 이용해서 직접 관찰하여 뇌척수액 비루 여부를 확인한다. 뇌척수액 비루라고 진단되면 요추 배액술(lumbar drain)을 고려하고, 심할 경우 수술적 치료를 고려한다.

11. 심부정맥 혈전증(Deep vein thrombosis)의 예방

중환자실 환자들에게 의무적으로 항색전 스타킹(antiembolic stocking)을 사용한다. 고위험군의 환자들은 low molecular weight heparin 10mg–40mg를 매일마다 예방적으로 투여한다.

12. 위장관 출혈(GI bleeding)의 예방

오랜 기간 중환자실에 입원하는 경우 위장관 출혈이 발생하는 경우가 드물게 있다. 약들의 부작용으로 생길 수도 있고, 오랜 기간 제대로 식사를 하기 어려운 경우가 많다. 부작용으로 궤양(ulcer)이 있는 경우 H_2 blocker를 사용하고, 이전의 위장관 출혈 병력이 있는 경우나 궤양성 출혈(ulcer bleeding) 가능성이 있는 환자는 proton pump inhibitor(PPI) 제제를 사용하여 적극적으로 위장관 출혈을 예방하도록 한다.

13. 욕창(Bed sore)의 예방

거동 불가 상태(bed ridden state)의 환자들에게서는 욕창이 많이 생기므로 날마다 이를 확인한다. 중환자실에 욕창 담당 간호사를 따로 배치하여 정기적인 통계 자료를 보고하고 관찰하면서 욕창 드레싱을 챙겨야 한다.

14. 수동적 관절 운동(Passive joint exercise)

장기간 중환자실에 입원해 있는 경우에는 운동량이 절대적으로 부족하다. 재활의학과에 의뢰해서 중환자실에 방문하여 수동적 관절 운동을 꾸준히 해주는 것이 관절의 강직 및 재활에 큰 도움이 된다. 이것만으로는 중환자실 환자들에게는 운동량이 많이 부족하므로 담당 간호사나 의사가 노력하여 환자에게 수동적 관절 운동을 시켜서 관절 강직을 예방해야 한다. 환자가 꼭 중환자실에 있어야 하는 경우를 제외하고는 가급적 빨리 일반 병동으로 전동하여 재활치료를 빨리 시작하는 것이 환자의 회복에 중요하다. 적극적으로 환자 보행을 격려하도록 한다.

04

수액요법 (Fluid management)

1. 일반적 수액요법

(1) 유지요법(Maintenance therapy)

1) 최소 물 요구량(Minimum water requirements)

- 하루에 2 - 3L의 물을 섭취해야 소변이 1 - 1.5L 나올 수 있다.
- 몸무게를 꼭 확인해야 한다. 몸무게의 변화가 체액(volume)의 변화를 알 수 있는 가장 좋은 지표이다.
- 가장 좋은 것은 경구 섭취량을 통해 수분을 섭취하는 것이다.

2) 전해질 요구량(Electrolytes requirements)

- Na^+: 50 - 150mEq/d
- K^+: 20 - 60mEq/d
- Carbohydrate: 100 - 150g/d(in the form of dextrose)

3) 정주 수액 유지 요법(Maintenance IV fluid regimen)

- 2 - 3L(90 - 125mL/h)의 0.45% NaCl 및 5% dextrose, 20 mmol/L KCl을 혼합한다.
- 정맥영양의 지속이 필요한 경우 칼슘(calcium), 마그네슘(magnesium), 인(phosphorus), 비타민(vitamin), 단백질(protein)을 보충한다.
- D5W 1L, 2M NaCl 40mL, 2M KCl 10mL(or NaK2) 혼합하여 정주하고, 하루 2 - 3회 투여한다.

(2) 수분 및 전해질 소실량 보충(Replacement of abnormal water and electrolyte loss)

1) 수분의 불감상실(Insensible water loss)

37℃ 이상의 체온에서는 1℃마다 하루에 100 - 15mL의 수분 소실이 추가된다. 5% dextrose 또는 hypotonic saline으로 보충한다.

2) 급격한 내부 체액 소실(Rapid internal fluid loss)

복막염, 췌장염, 화상, 신증후군, 장폐색증, 수술 후 기간(during the postoperative period) 등은 isotonic saline으로 보충한다.

표 3 흔히 사용되는 수액의 전해질 구성표(electrolyte content of common iv solutions)

Solution	Tonicity (mOsm/l)	Na^+ (mEq/l)	Cl^- (mEq/l)	K^+(mEq/l)	$HCO3^-$ (mEq/l)	Glucose (g/l)
NS	308	154	154			
D5S	560	154	154			50
1/2NS	154	77	77			
3%NaCl	1030	513	513			
NaK1		77	107	30		50
NaK2		77	97	20		50
NaK3		34	54	20		50

2. 전해질 이상

전해질 이상에 대해 평가하기 전에 항상 환자의 체액량 상태(volume status)에 대해 평가하고 이상시 교정하는 것이 우선이다.

(1) 나트륨(Sodium)

1) 환산

- 1mg NaCl = 17mEq Na
- 1mg Na^+ = 43mEq Na

2) 항이뇨 호르몬(Antidiuretic hormone, ADH) 작용

① 원위부 신세뇨관(distal renal tubule)의 투과도(permeability) 증가

- 수분 재흡수 증가
- 순환혈액의 희석과 농축뇨의 생성

② 혈청 삼투압(serum osmolarity)에 의해 자극 → 순환 혈액량(intravascular volume) 증가

(2) 저나트륨혈증(Hyponatremia)

1) 정의: serum $Na^+ < 135$mEq/L

2) 증상

① 경증 저나트륨혈증(mild hyponatremia): 식욕부진, 두통, 과민성, 근위약

② 중증 저나트륨혈증(severe hyponatremia)($Na^+ < 120$mmol/L or rapid drop > 0.5mmol/hr): 오심, 구토, 뇌부종, 경련, 근 흥분성(muscular excitability), 근육 단일 수축과 경련(muscle twitching and cramps) → 혼수상태(coma)나 뇌사와 같은 영구적인 신경학적 손상 초래

③ Na^+ 125mEq/L 이하 → 증상 발생
Na^+ 110mEq/L 이하 → 혼수
신경학적 이상: 의식저하, 과흥분성(hyperexcitability), 발작(convulsion)

3) 치료원칙

① Na^+↓↓, ECF↓(volume delpetion) → Na^+ 공급

Na^+ 요구량 = 체중 × 0.6 × (125 − measured Na^+)

i. 적응증: Na^+의 절대적 부족: Na^+↓↓, ECF↓

ii. 3% NaCl은 심한 증상이 있을 경우에만 사용한다.

iii. 교정 중 hypernatremia이 생기지 않게 단기간 내에 재검사한다.

iv. 교정시작 17 ± 1시간 이내 $Na^+ > 126$인 경우 투입을 중단한다.

v. 24시간 이내 혈청 Na^+ 변화가 25mEq/L을 초과하는 경우 투입을 중단한다.

vi. (중요) 교정속도는 1.3 ± 0.2mEq/L/hr을 초과하지 않는다.

vii. Normal saline or 3% NaCl(심한 증상이 있을 경우) 25 – 50mL/hr로 시작 + loop diuretics

viii. 소변을 통한 K^+ 손실을 계산하여 보충한다.

② Hypertonic saline을 이용한 hypernatremia의 교정

세포외액량의(extracellular volume, ECV) 상태 및 증상 유무에 따라 달라진다. 혈장용적(intravascular volume)이 세포외액량을 반영하며, 세포외액량의 정확한 값은 심장 충만압(cardiac filling pressure)과 심박출량(cardiac output)의 측정으로 가능하지만, 일반적으로 임상적인 징후(활력 징후, 부종 여부, 혈액 손실량, 피부긴장도 등)로 짐작할 수 있다.

i. Low ECV
- 증상 있는 경우 hypertonic saline
- 증상 없는 경우 isotonic saline infusion

ii. Normal ECV
- 증상 있는 경우 hypertonic saline + furosemide diuresis,
- 증상 없는 경우 isotonic saline infusion

iii. High ECV
- 증상 있는 경우 신중하게 고려 hypertonic saline + furosemide diuresis,
- 증상 없는 경우 furosemide만 준다.

③ Na^+(−), ECF ↑ (SIADH) → 수분 제한(water restriction)

Na^+ ↑, ECF ↑ ↑ (CHF, LC, NS) → 수분 및 염류 제한(water and Na^+ restriction)

④ 뇌교 중심부 수초용해증(central pontine myelinolysis, CPM)

저나트륨혈증의 급격한 교정시에 발생하고, 대뇌 백질부위 및 교뇌 백질에 드물게 발생한다.

i. CPM이 생기는 환자에서 공통적으로 발견되는 사항
- 호흡 정지 혹은 경련으로 인한 저산소증으로 인해 저나트륨혈증의 진단이 지연되는 경우
- 첫 치료시 48시간 이내 정상 혹은 고나트륨혈증이 되도록 교정하는 경우

- 첫 치료시 혈청 Na^+를 48시간에 25mEq/L 이상 증가시키는 경우
- 간성 뇌병증(hepatic encephalopathy) 환자에서 혈청 Na^+를 과도하게 교정하는 경우
- 이전 치료시 24시간 이상 저나트륨혈증이 존재하는 경우

ii. 증상

- 이완성 사지마비(incidious flaccid quadriplegia)
- 의식 상태 변화(mental status changes)
- 거짓 연수마비와 같은 뇌신경 이상(cranial nerve abnormalities with a pseudobulbar palsy appearance)

⑤ 항이뇨 호르몬 분비 이상 증후군(syndrome of inappropriate secretion of anti diuretic hormone, SIADH)

i. 정상 또는 증가된 혈장용적(intravascular volume)에서의 희석 나트륨혈증(dilutional hyponatremia)

ii. 치료원칙: 수분 제한(water restriction)

iii. 진단

- low serum Na^+(hyponatremia), 대개<134mEq/L
- low serum Osm<280mOsm/L
- high urinary Na^+>18mEq/L, 때로는 50-150
- urine /serum Osm 비는 1.5-2.5 : 1로 높으나 대개는 1 : 1
- ADH 분비가 증가되어 있음
- 정상 신장 및 부신 기능
- 탈수 및 수분과잉 징후가 없어야 함

iv. 급성 항이뇨 호르몬 분비이상 증후군의 치료

- 경하거나 무증상일 경우, 수분 제한: 1L/day(소아의 경우 1L/m^2/day)
- 중증 혹은 증상이 있을때: 필요시 hypertonic saline, furosemide 투여

v. 만성 항이뇨 호르몬 분비이상 증후군의 치료

- long term fluid restriction: 1.2 – 1.8L/day
- demeclocycline 150 – 300mg po q 6 hr

⑥ 대뇌 염류 유출 증후군(cerebral salt wasting, CSW)

i. 체액 고갈(volume depletion)을 동반한 부적절한 염류 유출(inappropriate natriuresis)이다.

ii. 주로 뇌지주막하 출혈 환자에서 발견되는 저나트륨혈증의 원인이다.

iii. 항이뇨 호르몬(ADH)의 분비는 정상이다.

iv. Na^+ 및 체액 보충으로 치료한다.

⑦ SIADH와 CSW의 비교

i. 검사 결과만으로는 두 가지 질환을 감별할 수 없다.

ii. SIADH에서는 환자의 체액 상태(volume)가 정상 또는 약간 증가되어 있지만 CSW에서는 감소되어 있다. 따라서 CSW에서는 부족한 Na^+와 체액을 보충해 주고 SIADH에서는 수분 섭취를 제한한다.

표 4 Comparison of CSW and SIADH

Parameter	CSW	SIADH
Plasma volume	↓(<35mL/kg)	↑ or WNL
Salt valance	Negative	Variable
Sign & Symptoms of dehydration	Present	absent
Weight	↓	↑ or no △
CWP	↓(<8mmHg)	↑ or WNL
CVP	↓(<6mmHg)	↑ or WNL
Hematocrit	↑	↓ or no △
Serum Osm	↑ or WNL	↓
Ratio of serum BUN/Cr	↑	WNL
Serum protein	↑	WNL
Urinary Na^+	↑↑	↑
Serum K^+	↑ or no △	↓ or no △
Serum Uric acid	WNL	↓
Serum ADH	WNL	↑

iii. 치료

- 목표: 혈량 보충(volume replacement)과 양성 염류 균형(positive salt balance)
- 수분공급: Normal saline(필요시 3% NaCl)
- 급속한 교정은 피한다.
- Fludrocortisone acetate 0.2mg IV or PO

(3) 고나트륨혈증(Hypernatremia)

1) 정의: serum $Na^+ > 145$mEq/L

2) 치료

① 부족한 물의 1/2을 24시간에 걸쳐 보충한다.

유리 수분 결핍(free water deficit) = (serum Na^+ − 140)/140 × 0.6 × body weight

② 나머지 부족한 물을 이후 1 - 2일에 걸쳐 보충한다.

i. 저하성 고나트륨혈증(hypovolemic hypernatremia)

- 중증 혈량저하증 → isotonic saline(→ half saline)
- 경증 혈량저하증 → half(0.45%) saline, 5% DW

ii. 상동 혈량성 고나트륨혈증(euvolemic hypernatremia) → 수분 섭취, 5% DW

iii. 혈량 과다성 고나트륨혈증(hypervolemic hypernatremia) → 5% DW + furosemide(loop diuretics)

③ 교정은 1mEq/hr 이하 속도로 교정 - 급속히 교정하는 경우 세포외액 삼투압(extracellular fluid osmolarity) 감소로 뇌부종 발생

④ 요붕증(Diabetes insipidus, DI)

i. 정의

- 소변량(urine output) > 250mL/hr(소아의 경우, > 3mL/kg/hr)

• 소변 삼투압(urine Osm) 50 – 150mOsm/L 또는 소변 비중 (USG) 1.001 – 1.005
• 정상 또는 증가된 serum Na^+
• 부신 기능은 정상

ii. 치료

■ 의식이 있고 활동가능하고 갈증을 느낄 수 있는 환자의 경우
  • 경구 섭취를 통해 수분 섭취
  • 중증이거나 환자가 수분을 섭취할 수 없는 경우: desmoprcssin(DDAVP)
    – 비강내로 2.5μg(0.025mL)을 하루 2번 분무
    – 필요할 경우 20μg을 하루 2번까지 증량

표 5 Vasopressin 용량 및 반감기

Generic name	Route	Dose	Mean duration of action
Desmopressin	SQ, IM, IV	0.5mcg	8hrs
Desmopressin	SQ, IM, IV	1.0mcg	12hrs
Desmopressin	SQ, IM, IV	2.0mcg	16hrs
Desmopressin	SQ, IM, IV	4.0mcg	20hrs
Desmopressin	intranasal	10mcg(0.1mL)	12hrs
Desmopressin	intranasal	15mcg(0.15mL)	16hrs
Desmopressin	intranasal	20mcg(0.2mL)	20hrs
Arginine vasopressin	SQ, IM	5U(12.5mcg)	4hrs(range: 4–8)
Posterior pituitary powder oil	IM	5U	48–72hrs

■ 의식이 있고 활동가능하나 갈증을 잘 느끼지 못하는 환자의 경우
  • 매일 소변량과 체중을 체크
  • 항이뇨제제를 이용하여 수액 투입량(input) 및 배출량 (output)의 균형을 맞출 것
  • 소변량 체크
  • Serum Na^+를 포함한 검사를 자주 시행

■ 활동 불가능하고 의식상태가 혼수 상태이거나 뇌사상태인 경우
  • 소변량을 1hr마다 확인

- 소변량이 250mL 초과할 경우 요비중(USG) 및 혈장 전해질(serum electrylote) 확인
- 혈장 전해질 및 삼투압은 6시간마다 확인

• 정주 수액 요법(IV fluid management)
- 기본 수액: (D5 1/2 NS + 20mEq K^+) iv 75 – 100mL/hr
- 추가: 시간당 소변량이 수액주입량을 초과할 경우 half saline으로 보충

• 체액 소실 속도를 IV 보충만으로 따라갈 수 없는 경우(대개 300mL/hr 이상)
- desmopressin(DDAVP) SQ or IV 2 – 4μg 매일 2회에 나누어 투여

(4) 고칼륨혈증(Hyperkalemia)

1) 정의: serum $K^+ > 5.0$mEq/L

2) 임상양상

① 심부정맥, 심정지: 가장 중요한 독성 효과(toxic effect)

② 심전도 소견

- high peaked tented T wave
- PR interval prolongation
- ST depression
- wide QRS complex
- sine wave(biphasic QRS – T complex)
- ventricular fibrillation & asystole

3) 치료

① Insulin: 세포외액의 K^+을 세포 내로 이동시켜 급속히 K^+ 수치를 떨어뜨린다.

i. Sodium bicarbonate 40mEq iv over 5min

- 15분 내에 K^+를 세포 내로 이동시킨다.
- 1 – 2시간 가량 지속된다.
- 고칼륨혈증에 의한 심전도 변화가 지속되는 경우 15분 후에 재투여한다.

ii. (D50W 50mL + RI 5 – 10u) iv over 5min

- 30 – 60분 내에 K^+를 세포 내로 이동시킨다.
- 수시간 동안 지속된다.

iii. Albuterol($β_2$ agonist)

② 10% calcium – gluconate(Calcose®)

i. 심전도에서 이상이 있는 경우

ii. 5 – 10mL iv over 2min

- 칼슘은 심장 및 신경 근육 독성을 중화한다.
- 1시간 가량 지속된다.
- 고칼륨혈증에 의한 심전도 변화가 지속되는 경우 5분 후 재투여한다.

③ K^+ elimination from body

i. Kayexalate®

- oral: (Kayexalate® 20 – 50mg + 20% sorbitol 100 – 200mL) po q 3 – 4 hr up to 4 – 5/d
- enema: (Kayexalate® 50mg + sorbitol 50 g + H_2O 200mL)

ii. Loop diuretics

iii. Dialysis

(5) 저칼륨혈증(Hypokalemia)

1) 정의: serum $K^+ < 3.0$mEq/L

2) 임상양상

① 신경 근육 증상(neuromuscualr symptoms)

i. 근 위약 (특히 하지), 피로감, 근경련

ii. 변비, 마비성 장폐색(paralytic ileus)

iii. 중증 저칼륨혈증(<2.5mEq/L) → 이완성 마비, 반사저하(심부 건반사↓), 강직(tetany), 호흡 부전, 횡문근융해(rhabdomyolysis)

② 심장 관련 증상(cardiac symptom)

i. 부정맥 : 조기 심방 또는 심실 박동(atrial and/or ventricular premature beat)

ii. 디지털리스 독성(digitalis toxicity)

iii. 심전도 변화

- Flattening and broadening T wave
- Prominent U wave
- Depressed ST segment
- AV block
- Cardiac arrest

③ 신장 관련 증상

- 신혈류(RPF)와 사구체여과율(GFR) 감소
- 뇨농축능의 저하(∵ 항이뇨 호르몬에 대한 반응저하)
- NH_3^+ 생성증가 → 대사성 염기증(metabolic alkalosis)
- Na^+ retention(NaCl 재흡수 증가)
- 저칼륨성 신병증(hypokalemic nephropathy)

3) 치료

① 응급 상태가 아닌 경우: 경구 칼륨 보충

② 칼륨 보충에도 반응이 없는 경우에는 마그네슘 결핍증을 고려

- 속도: 10 – 20mEq/hr
- 농도: 40 – 60mEq/L
- 총량: 200 – 250mEq/day

3. 대사성 산증(Metabolic acidosis)

(1) 치료

1) pH 7.2 - 7.3인 경우

대사성 산증의 원인을 치료한다. 알칼리 보충($NaHCO_3$ iv)은 잠재적인 HCO_3^- 결핍이 없는 경우를 제외하고 초기에는 보류한다.

2) pH<7.1 또는 HCO_3^- < 5인 경우

- no/small/non - metabolizable anion gap에 의한 산증의 경우: HCO_3^- 투여가 원칙(20 - 22mEq/L 정도로 교정)이다.
- metabolizable anion에 의한 pure gap acidosis의 경우(예, ketoacidosis): HCO_3^- 투여에 대해서는 논쟁의 여지가 있다.
- 보통 pH 7.2 미만에서 투여(K^+ level 감시가 필수적)한다.

4. 대사성 알칼리증(Metabolic alkalosis)

(1) 치료

1) 원인 질병을 치료

2) Saline responsive metabolic alkalosis

- isotonic saline
- hypokalemia 교정: KCl
- $(15 - HCO_3^-) \times 0.5 \times$ Body weight IV over 1 - 4 hr

3) Saline unresponsive metabolic alkalosis

- 원인 질병을 치료한다.
- Mineralocorticoid를 분비하는 종양을 수술로 제거한다.

• ACE inhibitor나 spironolactone를 통해 aldosterone 효과를 차단한다.

표 6 산-염기 장애에 있어서 보상성 작용에 대한 예측
(prediction of compensatory responses on simple acid-base disturbances)

disorder	primary defect	pH	compensatory response	magnitude of compensation
Repiratory Acidosis				
acute chronic	↑ PCO_2 ↑ PCO_2	↓ pH ↓ pH	↑ HCO_3^- ↑ HCO_3^-	↑ 1 mEq HCO_3^- per 10mmHg ↑ PCO_2 ↑ 4 mEq HCO_3^- per 10mmHg ↑ PCO_2
Alkalosis				
acute chronic	↑ PCO_2 ↑ PCO_2	↑ pH ↑ pH	↓ HCO_3^- ↓ HCO_3^-	↓ HCO_3^- 2mEq/l per 10mmHg ↓ PCO_2 ↓ HCO_3^- 4mEq/l per 10mmHg ↓ PCO_2
Metabolic				
Acidosis Alkalosis	↑ PCO_2 ↑ PCO_2	↓ pH ↑ pH	↓ HCO_3^- ↑ HCO_3^-	↓ PCO_2 1.25mmHg per ↓ 1mEqHCO_3^- ↑ PCO_2 0.75mmHg per ↑ 1mEqHCO_3^-

05

환기장치(Ventilator)의 관리

1. 산소요법(Oxygen therapy)

(1) 산소요법의 목표

PaO_2<60mmHg이면 저산소증이 있다고 할 수 있고, 산소요법이 필요하다. 조직으로 가는 산소량은 혈류에 비례한다. 따라서 혈류량에 대한 감시가 필요하다.

(2) 산소 공급 시스템

1) Nasal cannulas: 100% O_2를 저유량(low flow rate)으로 사용하는 것은 호흡곤란(respiratory distress)이 있거나 분당 호흡수가 높을 때는 권장되지 않는다. 왜냐하면 환자의 분당 환기량(minute ventilation)이 들어오는 유량(flow)를 넘어서면 주변 환경의 공기(ambient air)가 들어가 FiO_2를 떨어뜨리기 때문이다. Nasal cannula로 5L 이상의 O_2를 공급하는 것은 효과가 없다.
2) Standard facial masks: nasal cannula보다 고유량(high flow rate)으로 공급할 수 있으나 분당 환기량이 커질 경우 역시 주변 환경의 공기가 들어간다. Facial mask로 3L 이하의 O_2를 공급하는 것은 이산화탄소 저류(CO_2 retension)를 유발하여 악화될 위험이 있다. 만성폐쇄성 폐질환 환자의 경우 O_2공급이 이산화탄소 혼수(CO_2 narcosis)를 유발할 수 있으므로 주의가 필요하다.
3) Reservoir systems: FiO_2 60% 이상 공급할 수 있다.
   Partial rebreathing system(FiO_2 70 – 80%)
   Non – breathing system(FiO_2 100%)
4) Controlled O_2 delivery systems(Venturi mask): FiO_2를 일정하게 유지할 수 있다. FiO_2를 50%까지, 1 – 2% 단위로 조절 가능하다.

2. 환기장치 양식(Mode of ventilation)

(1) 조절 필수 환기(Controlled mandatory ventilation, CMV)

환자의 호흡능력과는 관계 없이 인공호흡기가 인위적으로 일정한 호흡을 유지하고, 자발적인 호흡이 없는 환자에게 적당하다.

(2) 간헐적 필수 환기(Intermittent mandatory ventilation, IMV)

환자의 자발호흡과 기계의 인공환기가 같이 이루어진다.

1) 간헐적 필수 환기
인공호흡기에 의한 일정수의 조절된 의무적 호흡(controlled mandatory breath) 외에 환자의 자발호흡이 허용되는 방식이다.

2) 동시 간헐 강제 환기(synchronized intermittent mandatory ventilation, SIMV)
간헐적 필수 환기와 비슷하여 호흡수를 인위적으로 미리 설정한 강제 호흡이지만, 이러한 호흡 사이에 환자의 자발적인 호흡이 이루어진다. 환자의 자발적 흡기노력(triggering)이 있다면 자발적 호흡으로 구성된다. 만약 환자 자신의 흡기 노력이 부족하다면 동시 간헐 강제 환기의 강제 호흡 사이클(cycle)이 이루어진다.

■ 동시 간헐 강제 환기의 장점
- 호흡성 알칼리증을 덜 유발한다.
- 심장에 대한 부작용이 적다.
- 호흡근육의 강도 유지: 조절 필수 환기도 호흡근육이 쉬지는 않으므로 확실한 증거는 없다.

(3) 압력 보조 환기(Pressure support ventilation, PSV)

환자의 호흡에 의해 시작되는 모드로 인공호흡기는 환자에게 맞춰 놓은 일정한 압력으로 환자의 자발호흡을 돕는다. 환자가 좀 더 편안하게 자발 호흡을 할 수 있도록 돕는 역할을 하게 된다.

(4) 호기 말 양압(Positive end expiratory pressure, PEEP)

1) 적응증: 폐부종(pulmonary edema)

가장 중요한 적응증이다. 그러나 폐부종 자체를 감소시키는 것은 아니다. 오히려 흉곽 내 양압(positive intra－thoracic pressure) 때문에 수분 체류(water accumulation)를 조장할 수 있다. FiO_2를 낮게 유지하는 데 쓰인다. 하지만 뇌압상승을 유발하고 심박출량을 감소시키므로 뇌압상승이 있는 경우 또는 혈역학적으로 불안정한 환자에게는 사용해서는 안 된다.

2) 적응증이 안 되는 경우

① 폐질환 동반(localized lung disease)

② 예방적 PEEP

③ 일상적인 PEEP

④ 종격동 출혈(mediastinal bleeding)

3) 합병증

① 압력손상(barotrauma): 최대 흡기 압력(peak inspiratory pressure), 폐질환의 종류가 중요

② 체액 저류(fluid retension): 심방나트륨이뇨인자(ANF) 감소, 항이뇨 호르몬(ADH) 증가

③ 뇌압상승, 심박출량의 감소

(5) 지속적 기도 양압(Continuous positive airway pressure, CPAP)

환자 스스로 호흡을 하는 동안 호흡주기 동안 계속해서 대기압보다 기도의 압력이 높도록 유지하는 방법이다. 호기 말 압력은 호기 말 양압과 지속적 기도 양압이 같으나 호흡을 위한 노력(work of breathing)은 호기 말 양압이 더 많이 필요하다. 주로 쓰는 이유는 성인 호흡 곤란 증후군(ARDS)이나 불응성 저산소증(refractory hypoxemia) 환자에서 기관 삽관을 연기하거나 하지 않으려고 할 때이다.

3. 통상적 기계환기(Conventional mechanical ventilation)

(1) 기계환기의 시작

1) 환기 장치 양식
   처음에는 주로 동시 간헐 강제 환기(volume control)를 쓴다.

2) 1회 호흡량(Tidal volume): 6 – 8mL/kg

3) 호흡수(Respiratory rate): 12 – 14/min

4) 호기말 양압(PEEP): 5 – 10cmH_2O, PSV: 5 – 10cmH_2O

표 7 산소 용량에 따른 산소 독성 발현

FiO_2	노출기간	Manifestations
1.0	>12h >24h >36h >48h >60h	FVC 감소, 기침, 흉통 내피세포 기능 변화 A–aDO_2 증가, DLCO 감소 alv. permeability 증가, pul. edema ARDS
0.6	7days	경미한 흉통, 폐기능 불변
0.24–0.28	months	no clinical toxicity

Asymptomatic period with no physiologic change: 100% O_2 노출 6–12시간

5) 산소 용량

FiO_2는 처음에는 높게(>80%)하다가 차차 감소시켜 60% 이하로 유지한다. 과용량의 산소가 계속 공급되면 폐에 대한 O_2 독성(toxicity)의 위험성이 증가한다.

(2) 실제 적용(Practical applications)

현재 많이 쓰이고 있는 servo - i ventilator 기준이다.

1) 기계 환기의 종류

인공호흡기는 다음과 같은 환기를 제공한다. 조절(control) 또는 보조(support) 모드의 결합적 특성을 가지는 복합(combine) 기계환기를 할 수 있다. 조절 환기(controlled ventilation, e.g. volume control)를 하는 동안에 환자의 자발 호흡 노력을 감지하여 유량(flow)을 추가적으로 전달할 수 있다. 또한 동시 간헐 강제 환기 모드에서와 같이 자발 또는 보조 호흡 동안 기계에 의한 조절 환기를 할 수도 있다.

① 조절 환기(controlled ventilation)
② 보조 환기(supported ventilation)
③ 자발적 호흡 / 지속적 기도 양압(spontaneous breathing/CPAP)

표 8 기계환기의 종류

CONTROLLED MODES	SUPPORTED MODES	COMBINED MODES	SPONTANEOUS BREATHING
VC	PS	AUTOMODE: VC-VS	CPAP
PC	VS	AUTOMODE: PC-PS	Nasal CPAP
PRVC	NIV-PS	AUTOMODE: PRVC-VS	
NIV-PC		SIMV: VC + PS	
		SIMV: PC + PS	
		SIMV: PRVC + PS	

2) 환기 제어 방식

① 압력과 용적(pressure and volume)

압력과 유량(flow) 조절에 의한 방식으로 일정한 1회 흡기량(inspiratory tidal volume)이 유지된다. 1회 흡기량을 일정하게 유지하기 위해 흡기시 압력 수준은 환자의 폐 상태에 따라 변하나 이때에 전달되는 압력은 일정한 방식이다.(PRVC, volume support)

② 압력(pressure)

압력 조절에 의한 방식으로 흡기 동안에 정해진 압력 수준이 일정하게 유지된다.(pressure control, pressure support)

③ 유량과 용적(flow and volume)

유량과 용적(flow/volume) 조절에 의한 방식으로 일정한 1회 흡기량이 유지된다. 이때에 전달되는 흡기 유량(inspiratory flow)은 일정한 방식이다.(volume control)

3) 동시 간헐 강제 환기: 가장 흔히 사용되는 양식

동시 간헐 강제 환기는 설정된 호흡수에 따라 환자의 호흡노력에 맞춰 기계 강제 호흡(mandatory breath)을 환자에게 전달한다. 환자는 강제 호흡 사이에 지속적 기도 양압 또는 압력 보조 호흡을 할 수 있다. 만약 환자가 호흡 주기 시간(breath cycle time, SIMV에서의 기계 강제 호흡시간)의 90%까지 호흡을 유발하지 못하면 90%가 되는 시점에서 기계 강제 호흡이 전달된다. 기계 강제 호흡은 기본적으로 호흡모드, 호흡 주기 시간, 설정된 호흡수에 의해 결정된다. 자발 호흡 또는 압력 보조 호흡의 선택은 호기말 양압 이상의 압력 보조(pressure support above PEEP)의 조절에 의해 이루어진다. 설정할 수 있는 동시 간헐 강제 호흡 양식(SIMV, volume control)은 다음과 같다. 대개 성인의 경우 동시 간헐 강제 호흡 양식과 압력 보조(pressure support)를 사용한다.

① 동시 간헐 강제 호흡 양식(PRVC)+압력 보조

② 동시 간헐 강제 호흡 양식(pressure control)+압력 보조: 소아에서 많이 사용.

다음과 같은 지표 설정(parameter setting)이 필요하다.

i. 호기말 양압 이상의 압력(pressure above PEEP, cmH_2O), 호흡수(respiration rate, b/min), 호기말 양압(PEEP, cmH_2O), 산소농도(oxygen concentration, %), 흡기:호기 비율(I : E ratio, 대개 1 : 2), 호기말 양압 이상의 압력 보조(pressure support level above PEEP, cmH_2O)

ii. 압력 조절(pressure control) 양식을 사용할 경우 실제 환자에게 적용되는 1회 호흡량을 확인하여 호기말 양압 이상의 압력을 조정하는 것이 필요하다. Servo-I ventilator의 경우 초기값이 $20cmH_2O$로 설정되어 있다.

③ 동시 간헐 강제 호흡 양식(volume control)+압력 보조 : 가장 흔히 사용. 다음과 같은 지표 설정이 필요하다.

i. 1회 호흡량(mL), 호흡수(b/min), 호기말 양압(cmH_2O), 산소농도(%), 흡기:호기 비율(대개 1 : 2), 호기말 양압 이상의 압력 보조(cmH_2O)

예) 60kg의 폐에 문제가 없는 건강한 성인 환자의 수술 후 경우
TV: 450, RR: 12, FiO_2: 0.4, Pressure support: 8

4. 기계환기 이탈(Weaning)의 실제

(1) 침상 평가(The bedside assessment)

신경외과에서 환기 장치를 사용하는 경우는 수술 후 중환자실에서 환자가 의식을 회복할 때까지 잠시 사용하거나 또는 심한 뇌손상으로 자

발호흡이 불완전하거나, 기도에 문제가 있어 장시간 사용하는 등의 두 가지 경우이다. 기계환기 이탈(ventilator weaning)에서 제일 중요한 것은 기계환기에 의한 호흡을 점차 줄여나가 환자가 스스로 호흡을 할 수 있는 능력을 회복하게 하는 것이다.

수술 후 잠깐 기계환기를 사용하는 경우 대게 큰 문제 없이 이탈이 된다. 하지만 뇌 손상 등의 문제로 장기간 기계환기를 사용하게 되면 환자의 호흡근육 자체가 약해져 이탈이 점점 어려워진다. 따라서 의식상태가 장기간 안 좋을 것으로 예상되는 환자의 경우 기관 절개술을 적극적으로 고려하고 이탈을 지속적으로 시도하는 것이 좋다.

(2) 이탈 방법(Methods of weaning)

SIMV mode → 횟수를 줄여 자발 호흡을 유도 → 자발 호흡이 충분하다고 판단되면 PSV mode로 바꾸어 환자의 자발 호흡을 도움 → 점차 기계환기에 의한 압력 보조를 줄여나감 → T-piece → 발관(extubation)

5. 저산소증(Hypoxemia)의 감별 진단

혈중 산소 농도가 감소하는 것으로 FiO_2의 감소, 저환기(hypoventilation), 단락(shunt), 환기/관류 불일치(ventilation/perfusion(V/Q) mismatch) 등이 원인이 된다.

저산소증의 원인은 크게 위의 세 가지로 각각의 경우는 폐포-동맥(Alveolar-artery, A-a) PO_2 차이(gradient)와 혼합 정맥혈(mixed venous) PO_2에 의해서 감별 진단할 수 있다.

① Hyperventilation

A－a PO_2 Normal, PvO_2 Normal

② V/Q mismatch

A－a PO_2 Increased, PvO_2 Normal

③ DO_2/VO_2 imbalance

A－a PO_2 Increased, PvO_2 Decreased

(1) 저환기(Hypoventilation)

폐포성 저환기(Alveolar hypoventilation)는 저산소증과 고탄산혈증(hypercapnia)을 모두 유발할 수 있다. 마약류(opioid), 신경병증(neuropathy), 근육병증(myopathy), 마그네슘 결핍, myasthenia gravis 등 다양한 원인이 있을 수 있다.

(2) 환기/관류 불일치(V/Q abnormality)

대부분의 저산소증은 폐에서의 환기/관류 불일치에 의해 발생한다. 거의 대부분의 폐질환이 이를 유발할 수 있으나 가장 대표적인 원인은 폐렴, 성인성호흡곤란 증후군, 폐쇄성 폐질환, 폐부종, 폐색전증 등이 있다. 폐포－동맥 PO_2 차이는 이들 질환들에서 증가되나, 심한 기도 폐쇄가 있을 때에는 저환기와 유사해지며 증가 정도가 적을 수 있다.

(3) DO_2/VO_2 불균형

심박출량 저하(low cardiac output), 빈혈(anemia) 등의 경우 발생할 수 있다.

(4) 동맥혈 가스 분석(ABGA) 의 해석[4]

환기 관류 일치(V/Q match)시는 V/Q ratio가 1.0이다. 정상 폐내 단락량(intrapulmonary shunt flow, Qs)은 총 심박출량(total cardiac output, Qt)의 10% 미만이므로 Qs/Qt<10%이다. 이 경우는 PaO_2 및 $PaCO_2$가 정상이겠지만, V/Q ratio가 1 이상인 사강 환기(dead space ventilation)인 경우는 PaO_2가 감소하고, $PaCO_2$가 증가한다. 하지만 실제 임상에서 흔히 관찰되는 환기 관류 불일치(V/Q mismatch)는 그 비(ratio)가 1 미민이며 모세혈관 헐류(capillary blood flow)가 한기에 비해 과다한 상태로 폐내 션트(intrapulmonary shunt)라고 명명되는 그 과잉의 모세혈관 혈류는 가스 교환에 기여하지 못하는 것이다. 그러므로 션트와 환기 관류 불일치는 같이 존재하게 된다. 즉, 진성 폐내 션트(true intrapulmonary shunt)는 V/Q=0이며 심혈관기형 등에 의해 우심장과 좌심장 간에 해부학적인 션트가 있는 경우이다. 대부분의 환기 관류 불일치는 정맥혈 혼합(venous admixture) 상태로 이는 0<V/Q<1이다. 이 경우는, PaO_2가 감소하지만 $PaCO_2$는 정상이거나 약간 감소하게 된다.

결국, 정맥혈 혼합(venous admixture)이 증가함에 따라 진성 폐내 단락(true intrapulmonary shunt, V/Q=0)에 도달하게 된다. 단락의 측면에서, PaO_2 및 $PaCO_2$의 변화를 살펴보면 Qs/Qt가 50% 미만인 경우는 PaO_2는 점차로 감소할지언정 $PaCO_2$는 정상을 유지하거나 과호흡을 통해 약간 감소하게 된다. 그러나 Qs/Qt 가 50% 이상인 경우는 아무리 FiO_2를 증가시켜도 PaO_2는 증가하지 않는 상태가 된다. 실제, 임상에서 고단락률(high shunt fraction)을 보이는 성인 호흡곤란 증후군(ARDS) 상태에서는 FiO_2를 아무리 증가시켜 보았자 PaO_2는 증가시키지 못하고 산소 독성(O_2 toxicity)만 가져오므로 과도한 O_2를 주는 것을 삼가해야 한다.(즉, FiO_2 블 50% 이하로 하는 섯이 바람직하녀 단락의 원인에 대한 교정 및 치료블 해야 한다.)

(5) 폐포-동맥간 산소 분압 차이(Alveolar-arterial oxygen gradient)의 의미

저산소혈증(hypoxemia)이 있는 경우 $AaDO_2$가 증가하면 가스 교환의 장애를 의미하며, 대개의 경우 간질성 폐조직(interstitial lung tissue)의 병변에 의한 것을 시사한다. 크게 보아 환기-관류 불일치를 의미한다. 하지만, 저산소혈증이 있어도 정상이라면 저산소혈증은 저환기(hypoventilation)에 의한다는 것을 의미한다.

$$AaDO_2 = [(FiO_2) \times (760-47) - (1.25) \times (PaCO_2)] - PaO_2$$

06

뇌압(ICP) 관리

1. 서론

(1) 의식저하 및 혈압의 상승은 뇌압상승을 의미한다.

(2) 뇌압상승을 나타내는 증후는 비특이적이어서 뇌압 감시가 추천된다.

2. 뇌압 감시(ICP monitoring)

(1) 정상뇌압

표 9 정상뇌압범주

Age Group	Normal range(mm Hg)
Adults	<10–15
Young children	3–7
Term infants	1.5–6

(2) 뇌압 감시 적응증(Indications for intracranial pressure monitoring)[5, 6]

1) 지침: 중증 뇌손상 환자에서 추천됨(GCS≤8 after cardiopulmonary resuscitation)

① 입원시 뇌 전산화단층 촬영에서 이상이 있는 중증 뇌손상 환자*

② 입원시 뇌 전산화단층 촬영에서 정상 소견이나 뇌압상승의 위험 인자가 2개 이상인 환자

표 10 정상 CT 소견인 환자에서 뇌압 상승의 위험 인자

Age > 40 yrs
SBP < 90mm Hg
Decerebrate or decorticate posturing on motor exam(unilateral or bilateral)

* "Abnormal" CT; demonstrates hematomas(EDH, SDH or ICH), contusions, compression of basal cistern, herniation or swelling을 의미한다.

(3) 뇌압 감시 장치의 종류

1) 비침습적 뇌압 감시 장치: 경두개 도플러, 고막의 전위(tympanic membrane displacement) 여부 확인
2) 침습적 뇌압 감시 장치: 뇌실질 또는 뇌실 내부에 뇌압 감시 장치 삽입. 뇌압을 측정할 수 있는 가장 정확한 방법

(4) 뇌압의 측정 방법

1) 기준: foramen of Monro 수준에서의 뇌실 압력
   - 정상 : 10mmHg
   - 비정상>20mmHg
   - 중증 상승>40mmHg
   - 전환계수(conversion factors) : 1mm Hg(torr) = 1.36cm H_2O

     1cm H_2O = 0.735mm Hg(torr)

표 11 ICP 측정 방법의 장·단점

	장점	단점
Ventricular catheter	• 표준 • CSF를 뽑을 수 있음	• 때로는 설치하기가 어려울 수 있음 • fluid – filled column • tube의 움직임 • head 위치에 따라 transducer 위치를 옮겨야 함
Subarachnoid bolt	• 뇌를 건드리지 않음 • 감염위험이 적음 • ventricle을 찌를 필요가 없음	• 뇌가 부으면 막힐 수 있음 • tube의 움직임 • head 위치에 따라 transducer 위치를 옮겨야 함
Fiber – optic device	• ventricle, subarachnoid space, brain 실질내등 어느 곳에서도 사용가능 • minimal artifact and drift • 파형관찰에 좋음 • head 위치에 따라 transducer 위치를 옮길 필요가 없음	• calibration을 다시 할 수 없음 • fiber breakage

(5) 뇌압 치료 기준[7]

일반적으로 받아들여지고 있는 뇌압 수치는 20 – 25mmHg 이상일 때이다. 주의할 점은 뇌압이 20mmHg 이하더라도 탈뇌(herniation)는 발생할 수 있다는 것이다. 또한 뇌압의 의미를 해석하고 치료할 때 뇌관류압(CPP)과 같이 비교해야 한다.

두개 내압 상승에 대한 치료는 뇌압이 20mmHg 이상일 경우 시작한다. 치료에 대한 필요성 여부는 뇌압 뿐만 아니라 임상적 검사와 뇌 전산화단층 촬영 소견에 기반을 두어야 한다.

(6) 뇌압 파형[8]

일반적으로 병적인 파형(pathological uareforms)에는 A형, B형, C형의 세 가지 파형이 있다.

1) A형

평탄파(plateau wave)로 뇌압이 50 – 100mmHg로 갑자기 상승하여 수분 내지 1시간 이상 지속되다가 갑자기 사라지게 되며 새로운 기저선(baseline)이 형성되는데 A파형 발생 전보다는 매번 높아지는 양상을 보인다. A파는 뇌혈관 이완에 따른 뇌혈류 용적의 증가에 의

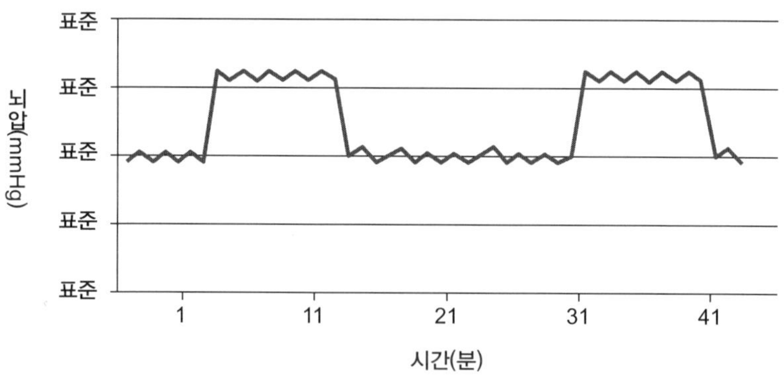

그림 8 A형 파형(Lundberg A uales)의 예시

하여 발생하는 것으로 판단되며 두개강 내압의 증가와 이에 따른 관류압의 감소는 뇌혈관이완을 더욱 악화시키는 등 악순환을 가져옴으로써 자동 조절 기전(auto-regulatory mechanism)의 부전이 임박했음을 나타낸다. 그러므로 뇌압을 감소시키기 위한 즉각적 개입(intervention)이 요망된다.

2) B형

20-50mmHg의 두개강 내압 파형으로서 분당 0.5-2개의 압력파가 나타나는 경우이며, 혈압이나 동맥내 이산화탄소 분압과는 관련이 없다. 비교적 가장 빈번하게 관찰할 수 있는 파형으로서 호흡의 변화에 대한 두개강 내압의 반영으로 이해되는데 두개강 내압 상승과 두개강내 탄성의 감소를 흔히 동반하는 병적 소견이다. B파의 출현은 양적인 의의보다는 두개강내 변화에 대한 질적인 지표로서의 의의가 크다 하겠으며 A파형과 같이 뇌혈관이완에 의한 연쇄 반응의 한 형태로 인식된다. A와 B파형들은 결국 허혈성 혹은 cushing 반응으로 진행되는 경우가 많다.

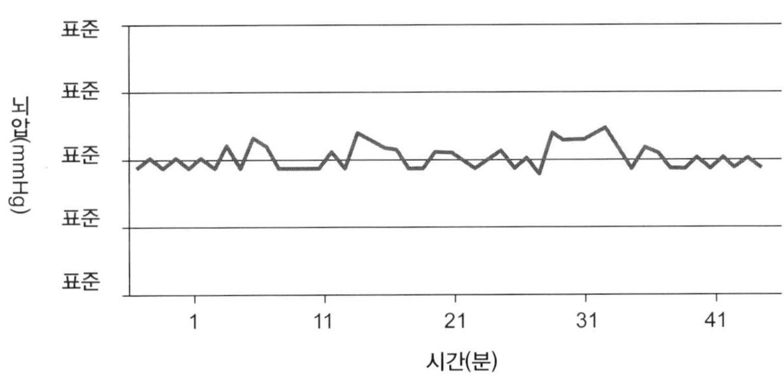

그림 9 B형 파형(Lundberg B uales)의 예시

3) C형

말초 혈관의 긴장 강도로 나타나는 파형으로 진단적 의의는 없다.

3. 뇌관류압(Cerebral perfusion pressure)

뇌관류압(CPP)=[평균 동맥압(mean arterial pressure, mmHg)] - [평균 대뇌 정맥압(mean cerebral venous pressure) =평균 뇌압(mean ICP) , mmHg)]

1) 뇌압보다 뇌관류압이 가장 중요한 기준이 되어야 한다.
2) 정상혈압 성인에서의 정상 뇌관류압: 50 - 150mmHg
3) 뇌압 상승환자에서의 치료 목표: 뇌관류압 70 - 120mmHg 사이로 유지(70 이하, 저산소 - 허혈 손상: 120 이상, 과관류 파괴(breakthrough hyperperfusion))

   1mmHg = 1.36cmH_2O(CSF)
4) 뇌관류압 유지를 위한 지침[9]

   뇌허혈 환자에서 뇌관류압은 50 - 60mmHg으로 유지한다. 뇌관류압이 70mmHg 이상 유지 시 전신 독성이 나타날 수 있기 때문이다.

표 12 뇌 관류압 지침(cerebral perfusion pressure guidelines)

1. 뇌관류압을 70 이상으로 유지하기 위해 수액이나 승압제의 과도한 사용은 금한다. 이는 성인 호흡 곤란 증후군을 초래할 수 있다.
2. 뇌관류압이 50 이하가 되지 않도록 한다.
3. 뇌혈류(CBF) 및 산소화(oxygenation), 대사(metabolism)에 대해 보조적 감시를 하는 것이 뇌관류압을 관리함에 있어서 도움이 된다.

4. 뇌압 관리법(Methods of ICP control)[10]

- 두위 거상(30°)
- 경부 정중앙 위치
- 적극적인 열 조절
- 저 삼투압 제재는 쓰지 않는다.
- 고혈당은 피한다.
- 진정(sedation) 및 통증 조절(단기 작용(short acting) 약물을 쓴다.
- 경련 조절
- 과환기(hyperventilation)
- 적절한 기계 환기 설정(barking을 피하고, PEEP을 줄인다.)
- 삼투성 제재(mannitol)
- 고리 이뇨제(loop diuretics)
- 수두증이 동반된 경우 뇌척수액 배액
- 수술
- 바비튜레이트 혼수 치료(barbiturate coma)

(1) 두부 거상(Head elevation)

30° 정도 머리를 올리면 뇌압은 떨어지지만 기타 뇌관류압, 뇌혈류, 뇌산소대사율($CMRO_2$)은 변화가 없다고 한다. 하지만 60°까지 올리면 뇌관류압 및 심박출량의 변화가 심하므로 피하는 것이 좋다.

(2) 목의 위치(Neck positioning)

목이 똑바로 있지 못하고 경정맥 배액(jugular venous drainage)을 방해하면 두개내 정맥압을 올려 결과적으로 뇌압을 올릴 수 있다. 머리 양쪽에 수건을 말아 두어 목이 비틀어지지 않게 하고, 목이 굴곡이 안 되게 하는 것이 효과적이다. 또한 경정맥에 도관(catheter)을 두지 않도록 한다.

(3) 적극적인 열 조절(Aggressive fever control)

열이 나면 뇌대사, 뇌혈류 및 뇌부종이 진행하여 뇌압이 상승한다. 동물실험에서 보면 체온이 조금만 변화하여도(1 or 2℃) 뇌허혈 후의 신경학적 상태 및 뇌조직 병리소견이 악화한다는 보고가 있다. 열을 조절하는 방법은 다음과 같다.

① 해열제: Tylenol®, NASID

② 외부 냉각 장치(external cooling device)를 이용한다.

③ 감염이 의심되면 균이 동정되지 않아도 경험에 바탕을 둔 항생제 치료를 가능한 빨리 한다.

(4) 진정 및 통증 조절(Sedation and pain control)

통증 및 각성은 뇌혈류량을 증가시켜 뇌압을 상승시킬 수 있다.

(5) 과호흡 및 저탄산증[11]

① 가장 빨리 뇌압을 하강시킬 수 있는 방법이지만 수시간 후 뇌압이 다시 상승한다(bicarbonate buffering systems).

② 뇌척수액의 알칼리화를 통하여 뇌혈류량을 감소시킴으로 해서 뇌압을 감소시킨다.

③ 정상 뇌에서는 뇌혈류량(CBV)을 감소시킨다.

④ pH가 중요한 지표이다.

⑤ 목표 • $PaCO_2$: 30mmHg 이상

• PaO_2: 80mmHg 이상

• PEEP: 10mmH_2O까지는 뇌압에 영향 없음

표 13 뇌압 관리를 위한 과환기(hyperventilation)

• 두개내 고혈압이 없는 상태에서는 지속적인 과환기($PaCO_2 \leq 25$mm Hg)는 피하도록 한다.
• 예방적인 과환기($PaCO_2 \leq 25$mm Hg)는 추천되지 않는다.
• 급성 신경학적 악화 소견이 있을 때 과환기는 단기간 사용이 필요하며 진정제, 이완제, 뇌척수액 배액, 삼투성 이뇨제 등의 치료에도 불응하는 두개 내압 상승 소견이 있을 경우 장기간 사용할 수 있다.
• 두부 수상 후 첫 24시간 동안은 과환기를 시행하지 않는다.
• 만약 과환기를 시행한다면 뇌조직으로의 산소 전달(brain O_2 delivery)에 대해 감시하기 위해 정맥 산소 포화도 또는 뇌조직 산소 분압을 측정해야 한다.

(6) 만니톨의 사용

1) 용량 및 용법

0.25-1gm/kg bolus(over<20mins), 이후 6시간마다 0.25gm/kg IV(over 20min)

2) 부작용

① 콩팥기능 저하(특히 serum Osm>330 이상인 경우)

② K^+, Mg^{2+}, P(phosphorus) 배출 촉진으로 심부정맥(cardiac arrhyth-mia)을 일으킬 수 있다.

③ 울혈성 심부전(congestive heart failure)을 일으킬 수 있다.

④ 반동 현성(rebound phenomenon): 처음에는 ICP가 감소하다가 이후 다시 ICP가 올라가는 현상

■ 기전

i. 삼투압이 높은 물질(mannitol)이 세포 안으로 들어가 삼투압이 증가하여 뇌조직 안으로 수분을 끌어들여 세포내 부종을 만든다.

ii. 적절한 수액 보충이 되지 않으면 혈장 고갈로 인하여 혈액 점도(blood viscosity)가 증가하고 혈액순환이 잘 안 되어 뇌충혈(cerebral hyperemia)을 일으킨다.

• mannitol을 쓰기 시작한 후 12시간이 지나면 반동 현상에

의한 뇌압상승이 올 수 있다.

• 적절한 수액보충을 해도 발생할 수 있다.
• mannitol을 쓴 환자의 5% 미만에서 발생한다.

(7) 고리 이뇨제(Loop diuretics, furosemide)

① 용량: 성인 10 – 20mg IV q 6hrs, 소아 1mg/kg, 6mg 최대 IV q 6hrs
② mannitol과 같이 써서 serum Osm이나 mannitol 필요량을 떨어뜨릴 수 있다.
③ mannitol 투여 15분 후 투여할 경우에 효과가 상승한다.

(8) 뇌실외 배액술(Ventricular drainage)

뇌압의 증가가 다른 약물적인 방법으로 해결이 안 되거나 수두증(hydrocephalus)이 있을 때 등에 시행하나 자세한 적응은 그때 상황에 맞추어 적응한다.

(9) 수술

두개골제거술 및 경막 성형술(hemicraniectomy with duroplasty), 뇌엽 절제술 및 경막 성형술(lobectomy with duroplasty)이 있다.

(10) Barbiturate 혼수 치료(Coma therapy)

1) 혼수 치료의 지침

뇌압이 다른 방법으로 조절이 되지 않는 경우, 혈관순환계가 안정되어 있고, 예후가 좋을 가능성이 있으면 대량의 barbiturate 혼수 치료를 생각해 볼 수 있다.

2) 요약

뇌압이 다른 방법으로 조절이 되지 않는 경우, 혈관순환계가 안정되어 있고, 예후가 좋을 가능성이 있으면 barbiturate 치료가 뇌압을 낮추는 데 효과적이다. 하지만 예방목적으로 쓰는 것은 효과가 없다고 알려져 있다. 대량의 barbiturate 치료에 따르는 합병증의 위험 때문에 중환자관리에 많이 쓰이고 있지 않다. 또한 혈관순환계에 대한 감시를 반드시 해야 한다.

3) 용법 및 용량

① Pentobarbital bolus injection(10 – 20mg/kg) → iv drip(1 – 4mg/kg/hr).

② 뇌파 감시(EEG monitoring)에서 억제(burst suppression, a burst rate of 3 to 5/min)되는 정도에 따라 양을 조절한다.

③ 혈장 및 뇌척수액에서의 약물 농도는 도움이 되지 않는다.[12]

4) Thiopental(Pentothal® coma therapy)

① 용량: 1시간 동안 5mg/kg 부하(loading) → 뇌압 조절 위해 24시간 동안 5mg/kg/hr 유지 → 24시간 후 2.5mg/kg 재주입(∵ fat store saturated) → 2.5mg/kg/hr

(11) Propofol 혼수 치료

1) 용량: 5 – 10μg/kg/min

2) 필요하면 뇌압조절을 위해 5 – 10μg/kg/hr까지 증량한다.

3) 동맥류 결찰을 하는 경우에는 170μg/kg/hr까지 증량해서 수술하기도 한다.

표 14 진정제 약물의 용량(dosing of sedative analgesic agents)

	i.v. Bolus dose	Continuous i.v. infusion
Midazolam	0.02–0.08mg/kg	0.04–0.2mg/kg/h
Lorazepam	0.02–0.06mg/kg	0.01–0.1mg/kg/h
Remifentanil	Not recommended	0.05–0.25mcg/kg/min
Fentanyl	25–125mcg	10-100mcg/h
Morphine	0.01–0.15mg/kg	0.07–0.5mg/kg/h
Thiopental	1.5–3.5mg/kg	Not recommended
Pentobarbital	10mg/kg over 30min then 5mg/kg/h each of next 3 h	1–3mg/kg/h
Propofol	Not recommended	5–200mcg/kg/min
Etomidate	0.3mg/kg	Not recommended
Haloperidol	30–150mcg/kg	40–150mcg/kg/h
Dexmedetomidine	1mcg/kg	0.2–0.7mcg/kg/h

표 15 진정 및 진통제의 약동학적 특성
(pharmacokinetic parameters of selective sedative and analgesic agents)

	Elimination T1/2(h)	Clearance(mL/min/kg)
Midazolam	2–2.5	4–8
Lorazepam	10–20	0.75–1.0
Diazepam	20–40	0.25–0.5
Morphine	1.7–4.5	12–23
Meperidine	3.2–6.7	7.7–17
Remifentanyl	0.3	44
Alfentanyl	1.5	6.4
Sufentanyl	2.7	13
Fentanyl	3.7	13
Thiopental	5.5–8.9	1.3–4.3
Pentobarbital	22	0.74
Propofol	7.2	24
Etomidate	4.8	16
Ketamine	2.6	16
Haloperidol	33	11
Dexmedetomidine	2	8.2

표 16 진정 및 진통제가 전신 및 뇌에 미치는 생리적 영향
(systemic and cerebral physiologic effects of sedative and analgesic agents)

	HR	CO	SVR	MAP	ICP	CPP	CBF	$CMRO_2$
Benzodiazepines	↔/↑	↓/↔	↓/↔	↓	↓	↓	↓	↓
Opioids	↓	↔	↓/↔	↓	↓/↔	↓/↔	↔	↓
Propofol	↔	↓	↓↓	↓↓	↓↓	↓	↓↓	↓↓
Barbiturates	↑	↓	↑/↓	↓↓	↓↓	↓	↓↓	↓↓
Etomidate	↔	↔	↔	↔	↓	↔	↓	↓
Ketamine	↑	↑	↑	↑	↑	↔	↑↑	↔
Neuroleptics	↔/↑	↔	↔/↓	↓	↑	↓	↓	↔
β-2 adrenoceptor antagonists	↓	↓	↔/↑	↓	↓?	↓?	↓↓	↔

↓, Decrease; ↑, increase; ↔, no change; ?, unknown.
HR; heart rate, CO; cardiac output, SVR; systemic venous resistance, MAP; mean arterial pressure, ICP; intracranial pressure, CPP; cerebral perfusion pressure, CBF; cerebral blood flow, CMRO2; cerebral metabolic rate for oxygen

07

뇌혈류(CBF) 관리

뇌혈류량에 따른 생체 변화는 표 17과 같다.

표 17 뇌혈류량에 따른 생체 변화[13]

CBF(mL/100 g/min)	Threshold	Consequence
40 - 60	-	normal
20 - 30	neurological function	altered mental status
16 - 20	electrical failure	
10 - 12	Ionic pump failure	cytotoxic edema
< 10	metabolic failure	

이 중 ischemic penumbra라고 하여 ischemic core 주위에 생리학적으로는 살아 있으나 전기적 기능을 상실한 지역으로, 세포막은 유지되고 있으나 synaptic activity는 상실되어 있다. 짧은 시간 내에 재관류가 일어나면 기능을 회복한다.

1. 뇌혈류 향상의 치료적 전략(Therapeutic strategies to improve CBF)

1) 뇌관류압의 상승
2) 심박출량의 증가
3) 혈역학적 향상
4) 혈관 문합술 및 혈관내 중재 등에 의한 혈류량의 향상

2. 뇌혈류(CBF) 증가를 위한 방법

뇌혈류량=(경동맥압 - 경정맥압)/뇌혈관의 저항

(1) 혈압 상승(CPP)

Phenylephrine(not exceeding 2-4μg/kg/min), dopamine(2μg/kg/min), 또는 levophed(0.04-0.1μg/kg/min)를 써서 BP를 올린다.

(2) 혈관 직경 증가

뇌혈류를 증가시키지만 또한 뇌압도 증가시킬 수 있다.

〈혈액 점도 및 혈역학〉

① hematocrit 30 – 35%에서 oxygen transport capacity가 최대

② dopamine과 dobutamine을 사용

3. 약물(Drugs)[14]

Dopamine과 dobutamine이 뇌혈류를 증가시키기 때문에 우선적으로 사용한다.

1) Dopamine: primary vasoconstrictor(α), 고용량에서는 고혈당을 일으킬 수 있다.

표 18 도파민의 영향(effect of dopamine)

Doseμg/kg/min	effect	Result
0.5–2.0	dopaminergic	renal, mesenteric, coronary, cerebral vasodilation, (+) inotrope
2–10	$ß_1$	(+) inotrope
>10	αß	NE release(vasoconstriction)

2) Dobutamine

① vasodilator by $ß_1$, inotropics by $ß_2$

② 혈압수 변화는 거의 없고 dopamine보다 빈맥(tachycardia)이 적다.

③ no alpha release nor vasoconstricton(α)

④ 20μg/kg/min 이상에서 심장 허혈(myocardial ischemia) 유발이 가능하다.

⑤ 상용량: 2.5 – 10μg/kg/min, 40 이상은 사용하지 않는다.

3) Epinephrine: 1.0μg/min → 8μg/min(max)

4) Levophed

① Direct ß stimulation(positive inotropic and chronotropic)

② NS 500mL or D5W 500mL + Levophed 2mg = 4μg/cc

start: 8 – 12μg/min, maintenance: 2 – 4μg/min(max: 30μg/min)

08

간질성 발작 관리

1. 간질(Epilepsy)과 발작(Seizure)

간질이란 다양한 원인에 의하여 반복적인 발작(seizure) 증상을 보이는 신경계의 만성 병적 상태이다. 간질은 환자의 70% 정도가 성공적으로 조절된다. 약물 난치성은 간질 발생 이후 2년간 최소한 두 가지 이상의 중요 간질 치료제를 이용하여 치료를 시도하였으나 간질이 조절되지 않는 경우로 정의할 수 있다. 이러한 약물 난치성 환자가 간질 수술의 대상이며 전체 간질 환자의 30%가 수술치료의 대상이 된다. 하지만 해마경화(hippocampal sclerosis)나 간질의 원인이 되는 뚜렷한 병소가 있는 경우는 수술적 치료 성적이 좋아서 초기부터 수술의 대상이 된다.

2. 항전간제(Antiepileptic drug)

경련의 종류	약물	용량
GTC type seizure	Valproic acid	600mg+N/S150cc miv q loading 후 6시간 뒤부터 q 12hr
	phenytoin	18mg/kg slow IV loading → 200–500mg/d 로 maintenance
Partial seizure	carbamazepine	600–2000mg/d po.

3. 간질지속상태(Status epilepticus)

1) 정의

30분 이상 계속 발작이 지속되거나, 발작 사이에 의식이 완전히 회복되지 않고 여러 번의 발작을 하는 상태이다.

2) 치료

응급상황으로 아래와 같은 즉각적인 치료가 필요하다.[15]

Lorazepam 0.1mg/kg ivs over 2 mins, 5분 뒤에 반복가능

↓ 30분 이상 지속

동시에 phenytoin을 loading. 이전에 DPH 사용안 한 경우라면 1,200mg, 사용한 경우라면 500mg → 향후 level check 필요

↓ Seizure 지속

Intubation하고 pentobarbital을 사용해서 sedation한다.

09

섬망(Delirium)

1. 섬망의 예방

섬망은 전체 입원 환자의 10~30%에서 발생하는 것으로 되어 있다. 섬망은 예방하는 것이 가장 효과적인 방법이다. 환경을 변화시키는 방법이 가장 효과적이지만, 이용이 잘 안 되는 경우가 많다.

(1) 인지기능 손상을 조기에 발견한다

섬망 사정 도구로 정기적인 스크린을 한다(MMSE, CAM-ICU 등).

(2) 환자에게 치료적 활동을 제공한다

1) 인지자극 활동: 환자의 병과 관련된 최근 사실을 반복적으로 말해준다.
2) 낱말게임을 통해 인지기능을 자극한다.
3) 회상요법을 제공한다.
4) 미술요법을 제공한다.

(3) 최상의 수면 환경을 제공한다

1) 수면증진을 위해 비약물적인 방법으로 접근한다(아로마테라피, 발마사지 등).
2) 주위 소음을 줄여 조용한 환경을 제공하고 부드러운 간접조명을 사용한다.
3) 정상 수면 상태를 유지하도록 돕는다.

(4) 약물의 부작용을 최소화한다

1) 복용하는 약물의 수를 최소화한다.
2) 수면진정제나 벤조다이아제핀계 약물의 사용을 제한하거나 피한다.
3) 항콜린계 약물을 제한하거나 피한다.
4) 마약성 약물 사용을 제한하거나 피한다.

(5) 수분전해질 불균형과 탈수를 교정하거나 예방한다

1) 수분공급을 적절하게 제공한다(수분균형 차트: IO 활용).
2) 생리화학검사를 모니터하면서 전해질 불균형을 조기 발견 치료한다.

(6) 의사소통과 지남력 향상을 위한 중재를 제공한다

1) 정보를 제공할 때 짧은 문장으로 이야기한다.
2) 의사소통 시 낮은 톤으로 천천히 또박또박 말한다.
3) 환자가 대답할 시간을 충분히 주고 필요 시 반복해서 질문한다.
4) 시간, 장소에 대한 정보를 자주 제공한다.
5) 병동 환경에 대한 인식을 향상시키기 위해 환자가 사용하고 있는 기구의 이름과 목적을 설명하고 병동 규칙과 규정 및 환자의 치료계획, 안전 등에 대해 설명한다.
6) 달력이나 시계를 환자에게 잘 보이는 곳에 둔다.
7) 환자가 집에서 사용하던 물건을 가지고 와서 사용하도록 허용한다.
8) 이해를 돕기 위해 포스터와 같은 자료를 활용한다.
9) 환자의 병동간 또는 병실간 전동을 가급적 피한다.
10) 가급적이면 담당간호사를 바꾸지 않는다.
11) 내화 시 비언어적 의사소통을 적질히 사용한다.(치료직 집촉 및 눈맞춤, 얼굴표정 등)

(7) 감각이상을 중재한다

1) 시력이상을 관찰 사정하며 조기 발견한다.
2) 청각이상을 관찰 사정하며 조기 발견한다.
3) 시력과 청각보조장치를 제공한다(안경, 보청기).
4) 적절한 조명을 제공한다(야간 조명 등 사용).
5) 블라인드나 커튼이 쳐진 침상을 피한다.

(8) 적절한 영양공급을 제공하여 영양실조나 비타민 결핍을 예방한다

(9) 억제대를 사용하지 않고 환자의 활동성을 최대한 보장하는 중재를 제공한다

1) 억제대 사용은 병원이나 병동 프로토콜에 따라 사용한다.
2) 부동을 가능한 피하도록 격려한다.
3) 침상안정의 위험성에 대해 교육한다.
4) 사용하는 카테터와 정맥라인의 수를 제한한다.
5) 배뇨관 삽입을 가능한 피한다.
6) 조기이상을 격려한다.
7) 자가간호나 일상생활 활동을 격려하여 활동을 최대화하도록 격려한다.

(10) 최상의 수술 전후 상태를 제공한다

1) 적절한 통증완화를 통해 통증을 경감시킨다(PCA 사용).
2) 수술 후 저혈압이나 저산소증을 예방한다.
3) 수술 후 헤마토크릿 수치를 >30%로 유지한다.

(11) 병동환경과 관련된 중재들

1) 간호사 및 환자치료에 관여하는 모든 의료진을 교육한다.
2) 신체 억제대 사용, 다약 불복용, 불필요한 카테터 사용에 관한 가이드라인을 개발하고 적용한다.
3) 적절한 간호제공을 위해 의료진 수를 확보한다.
4) 환자 가족을 중재 적용에 포함시킨다.

섬망이 발생할 시에는 약물치료를 바로 사용한다. 다만 섬망은 때로 기저 질환의 표지자(marker)라는 점을 명심해서 기저 원인을 치료하는 것을 잊어서는 안 된다.

2. 섬망의 치료

(1) 항정신병 약물(Antipsycotics)

- Haloperidol 0.5 – 1.0mg IM: 심전도에서 QTc elevation 없는 것 반드시 확인한다. 30분 관찰 후 반복 투여 가능하고 최대 투여량은 5mg/day이다. 부작용으로 발작을 유발할 수 있으므로 환자가 심하게 초조(agitation)해야 할 경우에 한해서 사용한다.

(2) 비정형 항정신병 약물(Atypical antipsychotics)

- Risperdone(Risperdal): 0.5mg bid, 필요하면 4시간마다 추가 가능, 최대 4mg/day
- Olanzapine(Zyprexa): 2.5 – 5mg qd, 최대 20mg/day
- Quetiapine(Seroquel): 2.5mg qd or bid

(3) Benzodiazepine

- Lorazepam 0.5 – 1mg every 2 – 4 hrs po/IM, 최대 4mg/day
- 정주는 응급시에만 사용

10

각론

1. 뇌지주막하출혈(Subarachnoid hemorrhage, SAH)의 수술 후 관리

(1) 혈압 조절

150mmHg 이하로 해야 조기 재출혈을 막을 수 있고, 너무 낮으면 뇌허혈(cerebral ischemia)이 올 수 있다. 120 – 150mmHg가 적당하다.

(2) 수액 조절

1) 정상 혈량(normovolemic)으로 만든다.
2) Main fluid: D5S 1L with KCl 10mL, 80 – 100mL/min

(3) 약물 사용

1) Nimodipine 사용
   Nimotop® 10mL/hr로 시작한다. 혈관 외 유출시 화학성 정맥염(chemical phlebitis)을 유발하므로 말초보다는 중심 정맥관으로 꼭 투여한다.
2) Mannitol 사용
   ① 비정상적인 동공 반응을 보이는 경우 이외에는 mannitol을 사용하지 않는다.
   ② 혈장 용적을 증가시켜 재출혈 유발이 가능하다. 즉 뇌지주막하출혈에서 뇌압상승으로 인한 탈뇌 증후(herniation sign)가 있다면 사용가능하나, 일상적으로 mannitol을 사용하지 않는다.
3) 항경련제는 중대뇌동맥 동맥류(middle cerebral artery aneurysm) 이외에는 사용하지 않는다.
4) 혈관 연축(vasospasm) 예방 목적으로 $MgSO_4$를 지속적 투여(contin-

uous infusion)로 사용할 수도 있다.

5) 당뇨 환자에서는 코일 색전술(GDC embolization)시 예방적 항생제 (e.g. cefazolin 1.0 g ivs q 8 hr(AST))를 사용한다.

(4) 3 - H 요법(Triple - H therapy)

1) Hemodillution

필요하면 colloid를 주입하여 hematocrit를 35 정도로 유지한다. 정맥 절개술(phlebotomy)은 하지 않는다.

2) Hypertension

동맥류가 결찰된 경우 160 - 200mmHg으로 고혈압을 유도(induced hypertension)하며 고혈압 치료에 일부 반응이 없는 불응성 환자(refractory case)의 경우 220mmHg 이상으로 유도한다. 결찰이 되지 않은 동맥류의 경우 170mmHg 이하로 유지해야 한다. 필요하면 dopamine을 사용한다. 뇌혈관 연축(cerebral vasoconstriction)이 동반된 경우 도파민(dopamine)으로 안 되면 페닐메프린(phenyleph-rine)을 사용한다.

3) Hypervolemia

5% 알부민(albumin) 250mL q 6 - 12 hr로 사용한다. 펜타스판(pentaspan or HES)은 40mL/hr, main fluid는 80 - 100mL/hr로 준다. 중심 정맥압(CVP)은 10mmHg 이상으로 유지한다. 소변이 300mL/hr 이상으로 너무 많으면 항이뇨호르몬(DDAVP)으로 조절한다.

2. 뇌동정맥기형(Cerebral arteriovenous malformation)의 수술 전후 관리

1) 수술 전 후로 혈압 변동(BP fluctuation)이 생기지 않게 철저한 혈압

조절이 중요하다.

2) 정상 혈량(normovolemic)으로 유지한다.

3) 수술 전 propranolol(3일 동안 20mg PO QID)을 사용하여 수술 후 정상 관류압 파괴 현상(normal perfusion pressure breakthrough)을 최소화할 수 있다. 다만 평균 혈압이 70－80mmHg으로 유지되는 범위에서 사용하여야 한다.

3. 경동맥내막절제술(Carotid endarterectomy)의 수술 전후 관리

1) 혈압 조절: 수술 전 수술 중 혈압은 기저선(병동 혈압)에서 10－20% 높게 유지한다.

   수술 후 혈압은 기저선 정도로 유지하며, 혈압 변동이 없게 한다.

2) 수술 중 뇌파 감시를 시행한다. 뇌파의 변화를 확인하기 위하여 barbiturate는 사용하지 않는다.

3) 심장 문제가 발생할 수 있으므로 수술 전후로 심전도 및 심장 효소(cardiac enzyme) 검사를 시행한다.

4) 수술 전후로 aspirin을 유지한다.

4. 모야모야병(Moyamoya disease)의 수술 전후 관리

1) 수술 전후로 항경련제를 유지한다.

2) 아스피린(aspirin) 등의 항혈소판제는 필요 없다.

3) 수술 중 PCO_2는 35－40mmHg로 유지한다.

4) 수술 중 뇌 보호(cerebral protection)의 목적으로 barbiturate의 사용은 혈압이 저하되지 않을 정도의 용량을 사용한다. 서울대학교병원에서는 barbiturate 100mg(동맥류 수술시 250mg)을 사용하고 있다.

5) 정상 혈량(normovolemia)을 유지한다.

6) 수술 후 과관류(hyperperfusion) 의심되는 증상이 발생하면, 스테로이드(steroid)와 antiplatelet, mannitol을 같이 사용하며, 서서히 줄인다. 또한 자기공명 영상(MRI perfusion + diffusion)을 시행하여 원인 감별을 시행한다.

5. 자발성 뇌실질내 출혈(Spontaneous intracerebral hemorrhage)의 수술 전후 관리

1) 뇌혈관 단층촬영(CT angiography)을 시행하여, 기질적인 원인이 있는지를 확인한다. 열점(hot spot)이 보일 시 혈종이 증가할 수 있으므로 집중 관찰하며, 원인 감별을 위한 수술적 치료(explorative operation)를 고려해야 한다.

2) 혈압은 수축기 혈압이 180mmHg은 넘지 말아야 한다. 150mmHg 전후로 유지하는 것이 바람직하다.

3) 혈액응고인자 결핍 또는 혈소판 결핍을 보일 때, 모자라는 응고인자 및 혈소판을 충분히 보충해 준다.

4) 항혈소판 제제 사용의 과거력이 있을 때, 혈소판 응집검사를 통해 혈소판 기능검사를 시행한 후 혈소판 보충을 고려할 수 있다.

5) 엽성 뇌내출혈(lobar ICH)의 제거 수술 후 항경련제를 사용한다.

6. 외상성 뇌손상(Traumatic brain injury)의 수술 전후 관리

(1) 두부 외상 후 집중 관찰(Closed observation)의 적응증

1) 의식의 저하(GCS < 15)
2) 신경학적 결손 징후
3) 두개 골절
4) 간질, 심한 두통, 반복되는 구토
5) 평가의 어려움: 음주 혹은 약물 복용
6) 전신적인 질환: 당뇨, 혈우병, 항응고제 투여
7) 연령: 소아, 노인

(2) 치료 지침

1) 손상 직후부터 ABC(airway, breathing, circulation)에 초점을 맞추는 것이 가장 중요하다. 완벽한 병력 청취로, 의식소실, 구토, 간질 및 외상 후 기억상실 유무를 파악해야 한다.
2) 다발성 손상 여부 확인: 안면골 및 두개저 골절, 척추 골절, 사지 및 골반의 골절, 복강 혹은 후복강 출혈, 혈흉, 외상성 동맥 파열, 비뇨기계 손상 등 여부를 확인한다.
3) 뇌 전산화 단층 촬영 소견상 출혈 소견이 안보이거나 불확실하지만 뇌출혈이 의심될 때는 환자 상태가 가능할 경우 조기에 기울기 에코(gradient echo) 기법을 추가한 뇌 자기 공명 영상을 시행한다. 또한 급성 경막외 혹은 경막하 출혈, 뇌실질 출혈 등의 진단 및 치료뿐 아니라 미만성축삭 손상 여부의 확인을 위하여 환자 상태 안정시 자기 공명 영상 촬영이 요구된다.
4) 만성 경막하 혈종(chronic subdural hematoma) 환자에서는 항경련제를 일상적으로 사용하지 않는다. 다만, 발작이 주 증상이면 사용한다.

7. 대뇌 경색의 감압 수술(Decompressive surgery for malignant cerebral infarction)

(1) 급성 허혈성 뇌졸중의 치료

1) 혈전 용해 치료

① 정맥 내 용해 치료(intra-venous thrombolytic therapy)
발병 3시간 이내의 환자에 적용하고, 주로 t-PA 제제를 투여하게 된다. 적응증에 해당하는 환자에 대하여 kg당 0.9mg(최대 90mg)을 10%는 일시주사(bolus), 나머지는 1시간에 걸쳐 정맥 내 주사하도록 한다.

② 동맥 내 용해 치료(intra-arterial thrombolytic therapy)
발병 6시간 이내에 선택적 조영술을 시행하여 뇌동맥이 막힌 부위를 확인하고, 폐색 부위에 직접 카테터를 통해 혈전 용해제를 투여하는 방법이다.

2) 항혈전치료

① 항혈소판제제나 항응고제를 사용한다.

② 항응고제인 헤파린(heparin)은 큰 혈관의 혈전이 있는 환자에서 신경계 증상이 변할 때, 뇌졸중의 재발 위험이 큰 일과성 허혈발작과 관련된 목동맥 협착, 심부정맥, 벽내혈전 또는 판막질환으로 인한 심인성 색전이 확인된 경우 등에 사용한다. 시간당 800-1200unit을 흔히 지속적으로 정맥 주사하며, aPTT 검사를 시행해서 용량을 조정한다.

(2) 수술 전후 관리

1) 뇌관류압(CPP)이 50mmHg 이상을 유지할 수 있도록 혈압을 조절한다.

2) 혈압, 체온, 산소화 및 혈당 수치 등의 활력 징후에 세심한 주의를

기울여야 한다.

3) 급성 뇌경색 환자에서는 혈압을 조심스럽게 낮추어야 한다. 수축기 혈압이 220mmHg를 넘거나 확장기 혈압이 120mmHg를 넘으면 혈압약을 사용하여 혈압을 낮추어야 한다. 뇌관류압의 유지가 중요하므로 혈압은 수축기 혈압 120–160mmHg 사이에 맞춘다. 혈압을 낮추어야 할 경우 주로 사용하는 약제는 labetalol이나 nitroprusside이다.
4) 뇌졸중의 후유증으로 흡인성 폐렴과 폐색전이 나타날 수 있으므로 발열은 주의 깊게 발견하여 조기에 치료해야 한다.
5) 산소화를 감시하여 필요하면 산소를 보충한다.
6) 움직이지 못하는 뇌졸중 환자에서는 욕창을 예방하기 위하여 매 2시간마다 체위변동이 필요하다.
7) 저혈당 및 고혈당(BST 200 이상) 모두 뇌조직의 손상을 악화시킬 수 있으므로 잘 조절해야 한다.
8) 뇌부종이 악화되는 경우 혈중 나트륨 농도를 정상 또는 높게 유지시키면서 mannitol을 정맥 내 주입하여 혈액농도를 300mOsm/L보다 약간 넘게 유지시킨다.
9) 요붕증이 발생할 수 있다.

8. 뇌종양의 수술 후 관리[19]

(1) 천막상부 종양(Supratentorial tumor)

1) 항경련제

대뇌 궁융부(convexity) 병변의 경우는 진단이 확정되면 전신발작을 방지하기 위해 valproic acid(VPA)를 연령에 맞추어 투여하기 시작한다. 수술 당일 및 수술 후에는 모든 천막상부 종양에서 항경련제를 투여한다. 수술 전 VPA 600mg과 N/S 150mL 혼합하여 정주 부하(loading)한다. 수술 후에는 VPA 600mg과 N/S 150mL 혼합하여 12시간마다 투여한다.

2) 스테로이드(steroid)

종양주변에 부종이 존재할 경우 수술 전 dexamethasone 10mg 정주 부하 후 수술 후에는 유지 용량(dexamethasone 4mg 6시간마다 정주)으로 정맥 주사한다. 이후 dexa 4mg 6시간 간격 정주 → 8시간 간격 정주 → 12시간 간격 정주 → Pd 10mg 하루 3번 경구투여 → Pd 10mg 하루 2번 → Pd 10mg 하루 1번 → Pd 5mg 하루 1번과 같이 약 1주일 만에 감량하여 투약을 끝낼 수 있도록 한다. 한 달 이상 사용하면 1년 이상 동안 시상하부－뇌하수체－부신 축(Hypothalamus－Pituitary－Adrenal, H－P－A axis)에 억제 효과를 초래할 수 있어 3주 이상 사용하지 않도록 한다. 또한 스테로이드 투여 중에는 소화기관 출혈 예방을 위하여 gaster(famotidine) 또는 pantoprazole을 예방적으로 투여한다. 식이가 가능할 경우에는 경구로, 금식 상태에서는 정맥 주사로 투여한다.

3) Mannitol

수술 후 뇌부종이 심하다고 생각되는 경우에만 투여한다. 20% mannitol 100mL의 정맥 주사를 하루 3－4회 한다. 보통 1주일 이내 사용한다. Mannitol을 사용하는 동안에는 혈장 전해질 및 BUN, Cr, 혈장 삼투압을 하루 1－2회 간격으로 체크한다.

4) 항생제

주로 1세대 cephalosporin 계열 항생제를 정맥 주사하며 수술 하루 뒤 중단한다.

(2) 천막하부 종양(Infratentorial tumor)

1) 항경련제 이외에는 기본적으로 천막상부 종양과 같다. 약간의 주의점은 다음과 같다.
2) 후두와(posterior fossa)는 공간이 좁기 때문에 약간의 혈종 또는 부종으로도 뇌간이 압박을 당하여 의식장애 등의 위험한 상태가 초래되기 쉽다. 보다 엄중한 감시와 이상이 있는 경우, 조기에 뇌 전산화단층 촬영을 하는 것이 중요하다.
3) 수술 주변의 거미막 유착으로 인하여 수술 후 수두증을 합병하기 쉬우므로 충분히 주의 깊게 관찰한다.
4) 두피 밑에 뇌척수액의 저류가 초래되기 쉽기 때문에, 상처 부분을 압박 붕대로 가볍게 압박하고 머리 부분을 10 – 20도 올린다.

9. 요붕증(Diabetes insipidus)[20]

1) 경접형동 접근 수술(TSA) 후의 요붕증은 일반적으로 경증이고, 또한 일과성인 경우가 많다.
2) 수술 후 1시간마다 소변의 양과 비중을 체크하고 수액의 양 및 수분 섭취 양과 비교하며 요붕증이 의심되면 혈장 전해질 검사를 한다.
3) 보통 수술 후에는 과도한 수분 공급(overhydration)이 되는 경우가 많기 때문에 이 과잉분을 계산하여 둔다.
4) 요량이 체중×5mL/hr 이상, 요비중 1.005 이하일 경우 임상적으로 요붕증 발현으로 간주하고 desmopressin 사용을 고려한다.
5) 효과 지속시간을 확인한 뒤에 적정(titration)하여 사용한다.
6) Desmopressin 사용 중에 점적 주사 및 수분섭취로 수분 유지가 거의 균형이 되도록 교정한다. 이 경우 수분 과잉이 되지 않도록 주의할 필요가 있다. 상기 치료 중 혈중 전해질을 자주 체크하여야 한다.

10. 척수 손상(Spinal cord injury)

(1) 환자의 운반

척수 압박(cord compression)이 되어 있으므로 운반할 때 조심해야 하고, 척추 고정판(back board)을 이용해서 척수 손상이 악화되지 않도록 한다. 특히 경추 척수 손상시에는 보조기(brace)를 한 후에 옮긴다. 침대에서 욕창이 생기지 않게 체위 변화를 자주 해주되 통나무 굴리기(log rolling)를 이용한다.

(2) 혈압

척수 손상시에는 혈압이 떨어지는 쇼크가 올 수 있다. 혈압 감시에 유의해야 한다. 혈압 저하가 발생하면 척수 손상이 더욱 악화될 수 있으므로 수축기 혈압이 떨어지면 승압제를 사용한다.

(3) 고위 경추부 척수 압박으로 인한 손상시

호흡곤란이 생길 수 있으므로 흡인(aspiration)에 대비한다. 환자가 호흡곤란이 있거나 흡인 가능성이 있을 때에는 매일 흉부 방사선 사진을 확인하여 폐렴에 항상 대비하도록 한다.

(4) 도뇨관 삽입

소변을 원활하게 잘 못 볼 경우 간헐적 도뇨(clean intermittent catheterization, CIC)를 해서 500cc 이상 측정될 경우 즉시 도뇨관을 삽입한다. 장기간 도뇨관을 거치해야 할 경우 간헐적 도뇨로 바꾼다.

(5) 심부정맥 혈전증 예방(DVT prophylaxis)

환자가 잘 움직이지 못하므로 항색전 스타킹을 착용하도록 하고 공기 압박장치(pneumatic compression device)를 항상 적용한다. 저분자량 heparin을 10–40mg/d로 사용할 것을 고려한다.

(6) 약물 치료(Methylprednisolone)

척수 손상 후 8시간 이내에 시행한다. 15분간 30mg/kg 정주 부하 이후 5.4mg/kg/hr를 23시간 혹은 47시간에 걸쳐 지속적으로 주입한다.[21]

11. 간질 수술(Epilepsy surgery)

(1) 뇌척수액 유출

다른 개두술도 모두 해당되겠으나 특히 침습적 감시술(invasive monitoring)을 시행한 후 hemovac®과 같은 배액관을 통해 배액을 계속 하다가 뇌척수액 유출을 더 조장할 수 있다. 이럴 경우 즉시 배액관을 잠그거나 제거해야 한다.

(2) 침습적 감시술

의도적으로 발작(seizure)을 유발하는 상태이므로 간질지속상태(status epilepticus)가 발생하지는 않는지 유의하면서 관찰한다. 간질 집중센터에서 24시간 관찰하는 것을 추천한다. 수술 직후에는 반드시 뇌 전산화 단층 촬영을 시행하여 뇌내, 경막외, 경막하 부위의 혈종 여부를 확인해야 하며 혈종이 있는 경우 환자 상태를 고려하여 치료한다.

(3) 침습적 감시술 시 항경련제

간질 병소를 지도화(mapping)하는 동안에는 환자가 최대한 견딜 수 있을 때까지 항경련제를 줄인다. 하지만 관찰기간이 끝나면 즉시 항경련제를 원래 복용하던 대로 복용한다.

(4) 병소절제술(Lesionectomy) 후 주의사항

항경련제는 수술 후에도 복용량을 그대로 사용한다. 수술 후에는 일반적인 개두술에 준해서 항생제를 사용한다. 침습적 감시술을 시행한 경우에는 수술장에서 일상적으로 전극(grid)에서 배양검사를 시행하고, 그 결과에 따라서 항생제를 사용한다.

(5) 수술 후 전산화 단층 촬영

수술 후에는 각별히 환자의 신경학적 증상을 유의하게 관찰하여 약간의 변화가 있어도 뇌 전산화 단층 촬영을 하도록 한다.

12. 척추 전이암(Spinal metastasis)

(1) 전이암 수술 후 중환자실

간세포암 혹은 신세포암과 같이 수술 중 출혈이 많이 있는 경우 수술 후 중환자실 치료를 받는 경우가 종종 있다.

(2) 투입/배출량(I/O)을 철저히 관찰

수술장 I/O를 함께 계산하여 용적 과부하(volume overload)에 주의한다. 매일 흉부 방사선 사진을 확인하여 호흡기 관리에 유의해야 하며 1일 체중이 투입/배출량보다 정확한 경우가 많으므로 체중을 매일 측정하도록 한다.

(3) 수술 후 hemoglobin, hematocrit을 확인하여 수혈을 시행하되 환자의 체액 상태에 따라서 수혈 후 lasix 4mg을 필요할 때 주면서 투입/배출량을 관리하도록 한다.

(4) 척추 전이암 수술 후에도 보행이 불가능한 경우가 종종 발생한다. 욕창이 생기지 않도록 각별히 주의하고 병상재활치료(bedside PTx)를 최대한 자주 하도록 한다.

11

신경외과에서 흔히 사용하는 약물

1. Dexamethasone

표 19 스테로이드 약물별 등기용량

Steroid	Cortisone	Hydrocortisone	Prednisolone	Methylprednisolone	Dexamethasone
Equivalent dose(mg)	25	20	5	4	0.75

1) Loading dose, 10mg IVS. maintenance dose, 4mg q 6 hr
cf. 소아에서는 loading dose 0.5 - 1mg/kg, maintenance 0.25 - 0.5mg/kg
2) Dexamethasone tapering schedule
■ Dexamethasone 4mg q 6 hr
→ dexamethasone 4mg q 8 hr(prednisolone으로는 약 80mg)
→ dexamethasone 4mg q 12 hr(prednisolone으로는 약 52mg)
→ prednisolone 10mg tid
→ prednisolone 10mg bid
→ prednisolone 10mg qd
→ prednisolone 5mg qd then quit
3) 환자의 증상을 관찰하면서 감량한다. 사용기간이 길면 감량을 천천히 한다. 일반적으로 뇌종양 수술 뒤에는 총 사용기간이 7일 정도로 한다.
4) Prednisolone 40mg 이하로 매일 사용시 7일 또는 격일제로 사용시 5주까지는 시상 하부 - 뇌하수체 - 부신 축(H - P - A axis) 억제 효과가 적다.
5) Prednisolone 40 - 60mg 매일 2주 이상 사용하면 억제 효과가 있어 감량은 2주에 걸쳐서 한다. 한 달 이상 사용하면 1년 이상 억제효과를 초래할 수 있다.
6) 2주 이상 사용시에 3 - 7일마다 prednisolone 2.5 - 5mg씩 증상을 관찰하면서 줄인다.
7) 생리적 보충(physiologic replacement)
- hydrocortisone 10 - 20mg bid PO
- prednisolone 2.5 - 5mg bid PO

2. Mannitol[22]

1) 반드시 main fluid가 들어가는 상태에서 사용해야 하며 serum electrolyte, BUN, Cr을 매일 측정한다.
2) 20% mannitol 100mL ivs q(4, 6, 8, 12)hr → N/S 150mL replace 30min later.
3) ICP 강압효과는 주입 1－5분부터 나타나기 시작하여 15－90분에 극대화되며 약 4시간 동안 지속된다. 적은 양을 자주 사용하는 것이 효과적이다(0.25mg/kg q4－6hr).
4) 저혈량증을 주의해야 하며 심한 경우 급성 신부전의 위험성도 있다. serum osm이 320 이상이면 급성 신부전의 위험 때문에 mannitol은 중단하고 serum osm이 320 이하이면 보충(replace)은 하지 않는다.
5) 급성 뇌압 상승 상태에서는 협력 효과(synergistic effect)를 노리고 mannitol 투여 15분 후에 lasix를 10－20mg IVS로 사용한다.
6) 탈수 상태, 신장 질환, 간 경화, 심장 질환이 동반된 경우에는 주의해서 사용해야 한다.
7) Mannitol과 glucosteroid 및 phenytoin을 병합 사용 시 hyperosmolar nonketotic 상태를 유발하며 사망률이 높아 주의를 요한다.[23]

3. Heparin 지속 주입

(1) 코일 색전술(Coil embolization) 후 많이 사용

1) Heparin 25000 u을 N/S 500mL에 혼합하여 IMED로 지속 주입한다.
2) 15 u/kg 용량으로 시작하며 aPTT를 6시간마다 체크한다.
3) aPTT는 basal level의 1.5－2.3배 사이로 유지되게 하며 수치가 높거나 낮을 경우 20%씩 증량시키거나 줄인다.

4) DVT 예방을 위하여는 5000u을 피하에 12시간마다 투여한다.

4. 항전간 약물(Antiepileptic drug)

(1) Valproic acid

10mg/kg(보통 성인의 경우 600mg)을 N/S 150mL에 혼합하여 30분간 부하(loading) 후 6시간이 지나서 같은 용량을 12시간마다 정주한다. 기형 유발 작용(teratogenic effect)이 있으므로 가임기 여성은 주의한다. 경구 투여의 경우에는 5 – 10mg/kg/d로 시작해서 1주일 동안 5mg/kg씩 증량하여 1주일 이후에는 20mg/kg/d을 하루에 2번 나누어 투여한다.

(2) DPH

- 부하: 20mg/kg/min을 N/S 100 – 150mL에 혼합하여 15 – 30분간 정주한다.
- 유지량: 5mg/kg/day(성인은 하루 1번, 소아는 12시간마다). 50mg/min 이상 속도로 들어가면 부정맥 등의 위험이 있으며 다른 약물과 같이 들어가면 결정(crystallization)이 생기므로 주의해야 한다.

(3) Keppra(Levetiracetam®)

고암모니아혈증(Hyperammonemia)과 약물간 상호작용(drug interaction)이 적다. 500mg(경구로 하루 2번)으로 사용, 필요 시 하루 3000mg까지 용량을 증량할 수 있다. 주사제로 사용시 500 – 1500mg을 100mL의 N/S, D5W, L/R에 희석하여 하루 2회 15분에 걸쳐 정주한다.

5. 진정제(Sedative)

(1) Midazolam(Versed®)

- 진정 효과(valium보다 3 – 4배 강하다), 항불안 효과, 전향 기억상실 효과(antegrade amnesia)가 있으며 수술 전 사용한다.

1) 용량

① 얕은 진정(conscious sedation): 1 – 2mg을 2분에 걸쳐 주입(초기용량 2.5mg 넘지 않도록 함). 2 – 3분간 기다린 후 총 0.1 – 0.15mg/kg 용량까지 올린다. 진정 효과를 유지하려면 초기용량의 25%를 반복 투여한다.

② 수술 전: 0.07 – 0.08mg/kg(5mg/70kg)을 수술 한 시간 전 투여한다.

③ 전신마취 시작 시: 55세 이하 평균연령에서 0.25mg/kg의 초기용량 투여하고, 유지용량으로는 초기용량의 25% 반복 투여한다.

④ IT – HTN시: 2mg test dose, then 2 – 4mg/hr IV drip

⑤ 간질 지속상태(Status epilepticus): 0.2mg/kg로 천천히 정맥 내로 주입, 이후 0.1 – 0.4mg/kg/hr로 유지용량. 최대 2.0mg/kg/hr로 적정하다(titration).

2) 발현(onset): 5 – 15분

3) 지속기간(duration): 2시간 이내

4) 주의: 호흡 저하, 혈압 저하, 서맥

(2) Diazepam(Valium®)

1) 용량: 0.1mg/kg(평균 연령의 성인에서 7mg) 정주 후 0.02 – 0.12mg/kg로 유지. <50mg/min의 속도로 투여

2) 발현: 빠름(정주시 1 – 5분, 근주시 15 – 30분)

3) 지속기간: 투약 경로에 상관없이 최고점(peak)은 15분 – 1시간 이내

나타나고, 반감기는 2 – 13분이다.

(3) Lorazepam(Ativan®)

1) 용량: 2 – 4mg or 0.04mg/kg 정주 또는 근주
2) 발현: 빠름(1 – 2분)
3) 지속기간: 12 – 24시간, 반감기는 10 – 20시간

(4) Chloral hydrate(Pocral®): 소아에서 사용

1) 용량: 0.5mL/kg 경구, 경직장
2) 발현: 경구 투여시 30분, 경직장 투여시 0.5 – 1시간
3) 지속시간: 경구 투여시 4 – 8시간, 경직장 투여시 4 – 8시간

(5) Propofol(Diprivan®)

1) 용량: loading dose는 1 – 2mg/kg IV로 10분간 주입, 유지용량은 2 – 10mg/kg/h로 주입. Maximum dose: 15mg/kg/h
   뇌압 조절을 위해서는 5 – 10분 간격으로 5 – 10ug/kg/min씩 증량할 수 있으며 83ug/kg/hr(5mg/kg/hr)은 넘지 않도록 한다.
2) 발현: 빠름(대개 주입 후 30초)
3) 지속기간: 지속시간 약 10분, 반감기 2 – 24시간
4) Propofol 주입 증후군[24]: propofol 투약 부작용으로 고칼륨혈증, 간비대, 지질혈증, 대사성 산증, 심부전, 횡문근 융해, 신부전, 사망이 있어 48시간 이상 사용시 주의를 요한다.

(6) Thiopental(Pentothal®)

1) 용량: 5mg/kg를 10분 동안 정주 부하 후 24시간 동안 5mg/kg/hr로 지속 주입
   ① 24시간 이후에는 25mg/kg/h로 유지한다.
   ② 중간에 뇌압 조절 필요 시는 2.5mg/kg를 일시주사(bolus)한다.
   ③ 저용량 치료로 성인은 4시간마다 100mg 정주, 소아는 4시간마다 2－5mg/kg 정주로 쓰기도 한다.
2) 발현: 빠름(4.6－8.5분)
3) 지속기간: 단일 용량 주입시에는 3－8시간, 지속적 주입 후 효과가 없어지기까지는 10－12시간 소요된다.
4) 폐렴이 발생할 수 있어 사용시 주의해야 한다.

(7) Vecuronium

1) 0.1mg/kg의 초기용량 주입 후 필요 시 1－2mcg/kg/min으로 주입한다.
2) 발현: 3－5분
3) 지속기간: 20－35분

6. 승압제(Inotropics)

뇌관류압을 유지하기 위해 혈압을 올릴 필요가 있거나 뇌허혈 보호 및 혼수 치료나 기타 원인으로 혈압이 하강하여 혈압을 일정수준으로 유지시킬 필요가 있을 때 dopamine, dobutamine, levophed 등을 사용하며 대개 순서대로 추가해서 사용한다.

Dopamine은 빈맥성 부정맥을, dobutamine은 빈맥을 주의해야 한다.

(1) Dopamine

50mg/5mL or 200mg/5mL 로 희석해서 120mcg/kg/min.

primary vasoconstrictor(α), 고용량에서는 고혈당을 일으킬 수 있다.

표 20 Dopamine 용량에 따른 효과

Dose	effect	Result
0.5–2.0	dopaminergic	renal, mesenteric, coronary, cerebral vasodilation, (+) inotrope
2–10	$ß_1$	(+) inotrope
>10	αß	NE release(vasoconstriction)

(2) Dobutamine

1) vasodilator by $ß_1$, inotropics by $ß_2$
2) 혈압 변화: 거의 없다, Dopamine 보다 빈맥이 덜하다
3) no alpha release nor vasoconstriction (α)
4) 20μg/kg/min 이상에서 심장 허혈 유발가능
5) 용량: 2.5 – 10μg/kg/min, 40 이상은 사용하지 않는다.

(3) Epinephrine

1) 용량: NS or D5W 100mL + Epi 1mg
   1.0μg/min로 시작 → 최대(max) 8μg/min까지 증량

(4) Levophed

1) Direct ß stimulation(positive inotropic and chronotropic)
2) 용량: NS 500mL or D5W 500mL + Levophed 2mg = 4μg/mL
   start: 8 – 12μg/min, maintenance: 2 – 4μg/min(최대 30μg/min)

7. 항고혈압제(Antihypertensive)

(1) Labetalol(Normodyne®, Trandate®)

1) α1 – selective, ß – nonselective. 맥박은 감소하거나 변화 없음. 심박출량 변화 없음.
2) IV: • onset 5분, peak 10분, duration 3 – 6시간
   • dose sequence: 20,40,80,80mg 이후에는 80mg(total 300mg)
   • 혈압이 조절되면 같은 총 용량을 8시간마다 투여
3) IV drip: 40mL(200mg) + 160mL fluid로 혼합한다(1mg/mL).
   혈압 조절 시까지 또는 총 300mg 투여 시까지 2mL/min(2mg/min)으로 주입
4) Oral: • onset 2시간, peak 4시간
   • 100mg BID로 시작, 이후 2일마다 매회 100mg씩 증량, 최대 용량 2400mg/day
   • 정주 → 경구로 변경 위해서는 200mg PO BID로 시작

(2) Nicardipine(Cardene®)

1) 칼슘길항제(calcium channel blocker): 뇌압을 증가시키지 않으며 심박동수 감소효과 없음
2) 용량: • 5mg/hr IV로 시작, 매 5 – 15분 간격으로 2.5mg/hr씩 증량
   • 최대 15mg/hr 시까지 증량 가능
   • 혈압조절이 이루어지면 3mg/hr씩 감량

(3) Nifedipine(Procardia®, Adalat®)

1) Short acting calcium channel blocker. SVR(systemic vascular

resistance) 감소

2) 용량: • 10 – 20mg PO BID, 설하(sublingual) 또는 볼 점막(buccal) 투여시 더 빠른 발현

• 20 – 30분 후에도 효과 없으면 10mg 추가 투약

8. Tranexamic acid(Transamine®)

1) Plamisnogen activation 억제. 조기 출혈 감소 목적으로 사용

2) 용량: 500mg – 1.0g IV q 15min(x4) → q 1hr(x4) → q 4hr(x4) → q 12hr로 시간 간격을 늘려서 투여

참고문헌

1. Quality Standards Subcommittee of the American Academy of Neurology: Practice parameters for determining brain death in adults (summary statement). Neurology 4: 1012-4, 1995.
2. Ferguson RK, Vlasses PH: hypertensive emergencies and urgencies. JAMA 255: 1607-13, 1986.
3. 한림대학교 의료원 호흡기-알레르기내과: 임상 호흡기 매뉴얼: 한림대학교 출판부, 2003, pp. 29.
4. Marino PL: Hypoxemia and hypercapnia, in The ICU book, ed 2. New York: Williams & Wilkins, 1998, pp. 339 - 342.
5. Robertson C: Critical care management of traumatic brain injury, in Youmans JR (ed): Neurological Surgery, ed 5. Philadelphia: WB Saunders, 2004, Vol 4, pp. 5114.
6. Brain Trauma Foundation: Indications for intracranial pressure monitoring. J Neurotrauma 24: S37-44, 2007.
7. Marshall LF. Head injury: recent past, present, and future. Neurosurgery. 2000 Sep;47(3):546-561.
8. Smith ER, Madsen JR. Cerebral pathophysiology and critical care neurology: basic hemodynamic principles, cerebral perfusion, and intracranial pressure. Semin Pediatr Neurol. 2004 Jun;11(2):89-104.
9. Brain Trauma Foundation: Cerebral perfusion thresholds. J Neurotrauma 24: S59-64, 2007.
10. Brain Trauma Foundation: Intracranial pressure thresholds. J Neurotrauma 24: S55-58, 2007.

11. Bullock R, Chesnut RM, Clifton G, et al.: the use of hyperventilation in the acute management of severe traumatic brain injury. In Guidelines for the management of severe head injury. The Brain Trauma Foundation (New York), The American Association of Neurological Surgeons (Park Ridge, Illinois), and The Joint Section of Neurotrauma and Critical Care, 1995.

12. Winer JW, Rosenwasser RH, Jimenez F. Electroencephalographic activity and serum and cerebrospinal fluid pentobarbital levels in determining the therapeutic end point during barbiturate coma. Neurosurgery. 1991 Nov;29(5):739-741.

13. Astrup J, Siesjo BK, Symon L: Thresholds in cerebral ischemia-the ischemic penumbra. Stroke 12:723-5, 1981.

14. Henegar MM, Silbergeld DL: Pharmacology for neurosurgeons. Part II: An-esthetic agents, ICP management, corticosteroids, cerebral protectants. Contemp Neurosurg 18(10):1-6, 1996.

15. Working group on status epilepticus: treatment of convulsive status epilepticus. JAMA 270:854-9.

16. 중환자실 섬망 예방을 위한 근거중심 간호중재 프로토콜 개발, 문경자, 이선미, J of Korean Clinical Nursing Research Vol.16. No.3 175-186, Dec. 1010.

17. Guideline of Liaison Psychiatry for Older People: www.leeds.ac.uk.

18. Mark SG: SAH and aneurysms: Handbook of Neurosurgery. Florida: Greenberg Graphics, 1997, pp. 820.

19. 신경외과 manual: Kintomo Takakura, 1992, pp. 144-146.

20. 신경외과 manual: Kintomo Takakura, 1992, pp. 135-136.

21. Bracken MB, Shepard MJ, Collins WF, et al.: methylprednisolone or naloxone treatment after acute spinal cord injury: 1-year follow-up data. J Neurosurgery 76:23-31, 1992.

22. 학생과 전공의를 위한 신경외과학, 3rd edition, 대한신경외과학회, 2005, pp. 116.

23. Ropper AH: Raised intracranial pressure in neurologic disease. Sem Neurology 4: 397-407, 1984.

24. Kang TM: Propofol infusion syndrome in critically ill patients. Ann Pharmacother 36(9):1453-6, 2002.

Abstract

Intensive Care of Neurosurgical Patients

Chun Kee Chung·Yong Hwy Kim

A momentary decision by a doctor could bring about dire results on a neurosurgical patient. Therefore, evidence-based approach is emphasized with regard to intensive care of neurosurgical patients. In the meantime, neurosurgical outcomes have been improved with the various neuroimaging modalities and operative techniques. However, in the case of intensive care for post-neurosurgical patients in critical condition, experience-based model has been applied rather than the evidence-based model.

In this book, the authors deal with the practically important issues in dealing with neurosurgical patients. This book provides widely accepted guidelines and evidence-based strategies on these topics. This book was designed to be used as a quick reference in the neurosurgical field. It, therefore, does not address in–depth knowledge necessary for clinical practice.

정천기

서울대학교 의과대학 신경외과학교실 교수

미국 클리블랜드 클리닉 신경외과 연구원

서울대학교 대학원 의학박사

서울대학교 의과대학 의학과 졸업

저서: 『신경학』(공저) 외 다수

김용휘

서울대학교병원 신경외과 부교수

서울대학교 대학원 의학박사

서울대학교 의과대학 의학과 졸업